Labioplastik – Topographie und Varianten

Pablo Gonzales-Isaza · Rafael Sánchez-Borrego
(Hrsg.)

Labioplastik – Topographie und Varianten

Von der Theorie zur klinischen Praxis

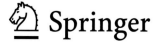 Springer

Hrsg.
Pablo Gonzales-Isaza 🆔
Obstetrics and Gynecology Urogynecology
Minimally Invasive Surgery Functional
Cosmetic and Regenerative Gynecology
Hospital Universitario San Jorge/Liga
contra el Cancer
Pereira, Spain

Rafael Sánchez-Borrego 🆔
Gynaecology and Obstetrics Department
DIATROS Woman's Clinic
Barcelona, Spain

ISBN 978-3-031-70020-0   ISBN 978-3-031-70021-7   (eBook)
https://doi.org/10.1007/978-3-031-70021-7

Die Deutsche Nationalbibliothek verzeichnet diese Publikation in der Deutschen Nationalbibliografie; detaillierte bibliografische Daten sind im Internet über https://portal.dnb.de abrufbar.

Übersetzung der englischen Ausgabe: „Topographic Labiaplasty" von Pablo Gonzales-Isaza und Rafael Sánchez-Borrego, © The Editor(s) (if applicable) and The Author(s), under exclusive license to Springer Nature Switzerland AG 2023. Veröffentlicht durch Springer International Publishing. Alle Rechte vorbehalten.

Dieses Buch ist eine Übersetzung des Originals in Englisch „Topographic Labiaplasty" von Pablo Gonzalez-Isaza, publiziert durch Springer Nature Switzerland AG im Jahr 2023. Die Übersetzung erfolgte mit Hilfe von künstlicher Intelligenz (maschinelle Übersetzung). Eine anschließende Überarbeitung im Satzbetrieb erfolgte vor allem in inhaltlicher Hinsicht, so dass sich das Buch stilistisch anders lesen wird als eine herkömmliche Übersetzung. Springer Nature arbeitet kontinuierlich an der Weiterentwicklung von Werkzeugen für die Produktion von Büchern und an den damit verbundenen Technologien zur Unterstützung der Autoren.

Springer ist ein Imprint der eingetragenen Gesellschaft Springer Nature Switzerland AG und ist ein Teil von Springer Nature.
Die Anschrift der Gesellschaft ist: Gewerbestrasse 11, 6330 Cham, Switzerland

Wenn Sie dieses Produkt entsorgen, geben Sie das Papier bitte zum Recycling.

Für meine Frau Heidi Fruchtnis, meine Tochter Julieta Gonzalez, ständige Quellen der Inspiration und Zeuginnen meiner beruflichen Laufbahn, für meine Eltern, die mir eine qualitativ hochwertige Ausbildung ermöglicht haben, für meine Kollegen und Freunde, die die große Zufriedenheit erleben, die Sexualität und Lebensqualität unserer Patientinnen und Patienten zu verbessern.

Pablo Gonzalez-Isaza

Geleitwort

Vor vielen Jahren hatte ich die Gelegenheit, Dr. Pablo Gonzalez über einen Kollegen kennenzulernen, der uns vorstellte. Wir trafen uns auf einer Konferenz in Bogotá, und dort erfuhr ich zum ersten Mal von bestimmten Verfahren der kosmetischen Gynäkologie. Zu dieser Zeit gab es viel Widerstand aus gewissen Richtungen – nicht so sehr theoretischer oder wissenschaftlicher, sondern eher ideologischer Art – von Fachleuten für Sexualgesundheit, und ich fand es interessant, tiefer in das Thema einzutauchen, um mir ein eigenes Bild zu machen.

Kurz darauf nahm ich am ersten Kongress für kosmetische Gynäkologie in Pereira teil. Dort hörte ich brillante Vorträge von verschiedenen Ärzten, die mir verständlich machten, dass es sich hier um eine Wissenschaft handelte und nicht um eine irreführende Praxis. Hinter den Präsentationen standen gut durchdachte Forschungsarbeiten, wissenschaftliche Publikationen, Büchern, hunderte von Stunden im Operationssaal sowie internationale wissenschaftliche Gesellschaften.

Hier wird der Unterschied zwischen Wissenschaft und Ideologie deutlich, zweier Perspektiven, die nicht immer dieselbe Sprache sprechen. Und ich denke, dass nicht nur aus wissenschaftlicher Sicht, sondern auch aus Sicht des gesunden Menschenverstandes eine jede Frau jedes Recht der Welt auf einen ästhetischen Eingriff hat, der ihr hilft, sich in ihrem Körper wohler zu fühlen, ihr Selbstwertgefühl zu steigern, Komplexe zu überwinden und ihre Sexualität zu genießen. Kurz gesagt ist es ihr Körper, und nicht einmal radikalfeministische Gruppen haben mehr Recht als sie, entsprechende Entscheidungen zu treffen.

In den folgenden Jahren haben wir unsere berufliche Beziehung auf verschiedenen Kongressen, Treffen, Kursen weiter intensiviert. Dabei beobachtete ich das exponentielle Wachstum der kosmetischen Gynäkologie, etwas, das ich vielleicht nie erfahren hätte, wenn es nicht zu dieser ersten Begegnung gekommen wäre.

Mein jetziger Freund Pablo Gonzalez war immer darauf bedacht, an der Spitze zu stehen, große Konferenzen zu organisieren, zu lehren, zu schreiben, zu veröffentlichen und natürlich chirurgische Eingriffe durchzuführen. Aber er hatte noch etwas anderes vor: Er wollte ein Buch veröffentlichen.

So kam die Zeit, und er verwirklichte mit eigenen Texten sowie Artikeln international renommierter Fachleute schließlich seinen Traum mit dem Titel *Topographische Labioplastik: Von der Theorie zur Praxis*. Der Inhalt des Buchs umfasst, wie der Titel schon sagt, historische, theoretische und natürlich auch praktische Aspekte, die ein vollständiges Bild der Labioplastik aus wissenschaftlicher Perspektive vermitteln.

Ich habe keinen Zweifel daran, dass dieses Buch innerhalb seines Fachgebiets Geschichte machen wird, und ich hoffe, es erzielt die Aufnahme und Wirkung, die es verdient. Es verfügt auf alle Fälle über die erforderliche Qualität dafür. Viel Freude damit.

Ezequiel López Peralta
Private Practice
Bogota, Colombia

Inhaltsverzeichnis

Kapitel 1
Einleitung

Pablo Gonzalez-Isaza ⓘ

Einführung

Die Hypertrophie der kleinen Schamlippen ist in der Regel multifaktoriell bedingt. Sie kann eine anatomische Variante sein Delete all index marks in all chapters, no index supplied for the German version of this book [1, 2, 3, 4] oder durch genetische Veränderungen bedingt sein, wie in der aktuellen Literatur in Studien mit eineiigen Zwillingen berichtet wird [5]. Weitere Ursachen können die versehentliche Verabreichung von Androgenen in der Schwangerschaft, mechanische Faktoren wie chronische Reizung, neurodegenerative Krankheiten wie Myelodysplasie und Nebennierenhyperplasie sowie Geburten, lymphatische Stase, Reizungen und chronische Entzündungen infolge von Harninkontinenz sein. Auch einige sexuelle Praktiken wie das Tragen von Piercings oder das absichtliche Dehnen der kleinen Schamlippen, das in den afrikanischen Kulturen der Khoikhoi und des Hottentotenstamms bekannt ist [5, 6], werden als mögliche Faktoren erwähnt. Schließlich wird auch übermäßige Masturbation als Ursache diskutiert, oder die Hypertrophie kann einfach als idiopathischer Ursprung klassifiziert werden, der im Allgemeinen als Variante der normalen Anatomie betrachtet werden sollte.

Hypertrophie wird definiert als die unverhältnismäßige Größe der kleinen Schamlippen im Verhältnis zu den großen Schamlippen. Es ist wichtig zu beachten, dass die Verlängerung von Geweben in der Vulva mehrere Komponenten umfassen kann, die nicht nur die kleinen Schamlippen, sondern auch die Klitorisvorhaut, das Vestibül und die perianale Region betreffen [7].

P. Gonzalez-Isaza (✉)
Obstetrics and Gynecology Urogynecology Minimally Invasive Surgery Functional Cosmetic and Regenerative Gynecology, Hospital Universitario San Jorge/Liga contra el Cancer, Pereira, Madrid, Spanien

Zu den häufigsten Gründen für eine Konsultation gehören Schwierigkeiten im Umgang mit vaginalen Sekreten, Vulvovaginitis, chronische Reizung sowie das Gefühl einer Masse und funktionelle Einschränkungen bei sportlichen Aktivitäten wie Radfahren oder Reiten [1, 4, 8, 9]. Oberflächliche Dyspareunie und sekundäre sexuelle Dysfunktion sind ebenfalls häufig. Zudem berichten Patientinnen, dass die kleinen Schamlippen in der Kleidung eingeklemmt werden. Diese Patientinnen weisen oft eine erhebliche Beeinträchtigung ihres Selbstwertgefühls auf und können kein zufriedenstellendes Intimleben führen, was einen wichtigen psychosozialen Aspekt darstellt [6].

In den meisten Fällen ist trotz angemessener Beratung die Behandlung chirurgisch, in Form von Labioplastik oder Nymphoplastik [10, 11, 12, 13].

Das Hauptziel dieses Verfahrens ist die Resektion des hypertrophen Gewebes, was sowohl einen funktionellen als auch einen ästhetischen Einfluss auf die Patientinnen hat [8, 9, 14]. Es wurden mehrere Techniken beschrieben, die von einer einfachen Resektion unter Lokalanästhesie bis hin zur Verwendung von Geräten mit verschiedenen Arten von Energie reichen, wobei der Multipuls-CO_2-Laser bisher die besten Ergebnisse erzielt hat [15, 16].

Radmann et al. betrachteten in ihrer Serie von jugendlichen Patientinnen eine Hypertrophie der kleinen Schamlippen mit einer Länge von mehr als 5 cm als Grad der Hypertrophie, aber im Allgemeinen wird gesagt, dass kleine Schamlippen, die über die großen Schamlippen hinausragen und eine Länge von mehr als 5 ms haben, als hypertroph eingestuft werden können [7].

Der Vorschlag der topographischen Labioplastik basiert auf mehr als 14 Jahren Erfahrung in der Durchführung von Labioplastiken. Diese Erfahrungen ermöglichen ein besseres Verständnis der großen anatomischen Variabilität und Komplexität der Vulva und führen schließlich zu einer einfachen, reproduzierbaren und sicheren Technik für den Umgang mit Patientinnen, die unter einer Hypertrophie der kleinen Schamlippen leiden. Dieses Buch soll dazu dienen, diesen Ansatz verständlich zu machen.

Literatur

1. Radman HM. Hypertrophy of the labia minora. Obstet Gynecol. 1976;48(1 Suppl):78S–9S.
2. Friedrich EG. Vulvar disease. 2. Aufl. Philadelphia: Saunders; 1983.
3. Rouzzier R, Louis S, Paniel C. Hypertrophy of labia minora: experience with 163 reductions. Am J Obstet Gynecol. 2000;182(1 PT 1):35–40.
4. Pardo J, Sola V, Ricci P, Guilloff E. Laser labioplasty of the labia minora. Int J Gynaecol Obstet. 2006;93:38–43.
5. Galvin WJ. Labia Minora hypertrophy: a new surgical approach. Adolesc Pediatr Gynecol. 1995;8:39–42.
6. Paarlberg KM, Weijenborg PTM. Request for operative reduction of the labia minora; a proposal for practical guidelines for gynecologists. J Psychosom Obstet Gynecol. 2008;29:230–4.
7. Peter C, Mark S, Thomas N. Vaginal labiaplasty: defense of the simple "Clip and snip" and a new classification system. Aesthetic Plast Surg. 2013;37:887–9.

8. Maas SM, Hage JJ. Functional and aesthetic labia minora reduction. Plastic Reconstr Surg. 2000;105(14):53–6.
9. Jhansi R, Laufer R. Hypertrophy labia minora: mini review. J Pediatr Adolesc Gynecol. 2010;23:3–6.
10. Godmann M. Is elective vulvar plastic surgery ever warranted? And what screening should be conducted preoperatively? J Sex Med. 2007;4:269–76.
11. Koning M, Zeijlmans IA, Bouman T, van der Lei B. Female attitudes regarding labia minora appearance and reduction with consideration of media influence. Aesthet Surg J. 2009;29:65–71.
12. Chavis WM, LaFerla JJ, Niccolini R. Plastic repair of elongated, hypertrophic labia minora: a case report. J Reprod Med. 1989;34:373–5.
13. Lee PA, Witchel SF. Genital surgery among females with congenital adrenal hyperplasia: changes over the past five decades. J Pediatr Endocrinol Metab. 2002;15:1473–7.
14. Lynch A, Marulaiah M, Samarakkody U. Reduction labioplasty in adolescents. J Pediatr Adolesc Gynecol. 2008;3:147–9.
15. Ellsworth WA, Rivzi M, Lypka M. Techniques for labia minora reduction: an algorithmic approach. Aesthetic Plast Surg. 2010;34:105–10.
16. Liao L-M, Michala L, Creighton S. Labial surgery for well women: a review of the literature. BJOG. 2010;117:20–5.

Kapitel 2
Historische Aspekte

Jack Pardo Schanz

Geschichte der Labioplastik

Die Labia minora und die Klitorisvorhaut haben einen gemeinsamen embryologischen Ursprung mit der Vorhaut des Penis. Die erste in der Antike dokumentierte Operation im Genitalbereich findet sich in der Bibel, im Buch Genesis, als Gott dem Propheten Abraham befiehlt, seinen Sohn Isaak zu beschneiden und zuvor sich selbst zu beschneiden, um, wie Gott sagte: „einen Bund zwischen mir und dir [1]" zu schließen. In der Antike begann man aus unbekannten Gründen, offenbar jedoch in Verbindung mit der Verringerung oder Abschaffung weiblicher sexueller Lust, die weibliche Beschneidung oder weibliche Genitalverstümmelung („female genital mutilation", FGM) zu praktizieren. Diese Praxis, die zunächst in Ägypten begann, reichte je nach Kultur von der Entfernung der Klitoris allein bis zur sogenannten pharaonischen Beschneidung [2], einer fast vollständigen Vulvektomie, bei der die Klitoris, ihre Vorhaut und die Labia minora entfernt werden und der Introitus fast vollständig verschlossen wird. Leider wird die Praxis der FGM auch im 21. Jahrhundert noch durchgeführt. Obwohl sie hauptsächlich in muslimischen Ländern praktiziert wird, reicht ihr Ursprung einige Jahrhunderte vor das Auftreten von Mohammed (6. Jahrhundert) zurück, und heutige muslimische Theologen betrachten sie als unnötige Praxis und als widersprüchlich zum Islam. In diesem Kapitel erwähne ich die FGM deshalb ausdrücklich, um klarzustellen, dass sie keine medizinische, kulturelle oder chirurgische Beziehung zu irgendeiner der Operationen hat, die die weibliche Genitalästhetik oder ästhetische Gynäkologie betreffen. Darüber hinaus sind führende ästhetische Gynäkologen wie Dr. Amr Seifeldin aus Ägypten Experten für die Durchführung von FGM-Reparaturoperationen [3]. Es gibt feministische Gruppierungen und auch einige medizinische

J. Pardo Schanz (✉)
Clinica Ginestetica, Santiago, Chile

Gesellschaften, die versucht haben, die weibliche Genitalästhetik und plastische Chirurgie, insbesondere die Labioplastik, mit der FGM in Verbindung zu bringen und sogar zu katalogisieren [4]. Dies steht jedoch weit von der Realität entfernt, da diese Verfahren darauf abzielen, die Lebensqualität, Sexualität und Genitalästhetik zu verbessern, im Gegensatz zur FGM, die das Gegenteil anstrebt.

Was Operationen an den äußeren weiblichen Genitalien betrifft, so gibt es sehr alte Zitate über Eingriffe, die von Ärzten durchgeführt wurden.

Soranus von Ephesus (98–138 n. Chr.), ein griechischer Arzt, der im späten 1. und frühen 2. Jahrhundert in Alexandria und Rom praktizierte, lieferte den ersten Nachweis einer kosmetischen Genitaloperation der Geschichte aufgrund eines ästhetischen Defekts [5]. Er beschreibt die Exzision einer hypertrophen Klitoris aus kosmetischen Gründen und um „übermäßige sexuelle Stimulation zu verringern". In diesem Zusammenhang bezieht er sich auf das Verfahren, das von Philomenus, einem Zeitgenossen von ihm, beschrieben wurde. Später führte ein anderer Arzt mit demselben Namen, Philomenus von Alexandria, im 3. Jahrhundert ebenfalls eine teilweise Klitoridektomie aufgrund einer hypertrophen Klitoris durch, da er sie als „hässlich" empfand [6].

Im 7. Jahrhundert beschrieb Paulus von Aegina, ein Arzt des Byzantinischen Reiches, zwei verschiedene Operationen: eine teilweise Klitoridektomie und eine teilweise Resektion der Labia minora, die er als „cauda pudenda" (pudendaler Schwanz) bezeichnete [7].

Obwohl diese Operation in den folgenden Jahrhunderten wahrscheinlich häufig durchgeführt wurde, dauerte es bis ins 16. Jahrhundert, bis François Mauriceau, ein herausragender französischer Geburtshelfer und Gynäkologe, in seinem Werk *Die Krankheiten der Frauen* [8] die Nymphen oder Labia minora als „kleine membranöse Flügel" beschrieb, deren Zweck es sei, den Eingang zur Vagina zu schützen. Zudem erklärte er überraschenderweise auch, sie trügen dazu bei, den Harnstrahl korrekt zu leiten, damit dieser sich nicht an den Oberschenkeln verteile. Dies ist bemerkenswert, da wir alle, die eine Labioplastik der Labia minora durchführen, wissen, dass eine totale Amputation der Labia minora bei Frauen mit sehr flachen Labia majora diesen unerwünschten Effekt beim Wasserlassen erzeugt. Mauriceau berichtet, dass einige Frauen derart große Labia minora haben, dass sie diese in die Labia majora legen müssen. Er schildert den Fall einer jungen Dame, die aufgrund ihrer großen Labia minora starke Beschwerden hatte, die insbesondere beim Reiten beeinträchtigend wirkten. Er operierte seine Patientin und führte eine reduktive Labioplastik durch, die den gewünschten Erfolg erzielte, sodass die Dame wieder reiten konnte. Ein weiterer interessanter Punkt ist, dass er erklärt, dass die Labia minora rot seien und mit dem Alter eine dunklere Farbe annehmen würden.

Später, im Jahr 1707, beschrieb Pierre Dionis, ein Pariser Chirurg, die Exzision der Nymphen (Labia minora) in seinem Traktat *Cours d'operation de chirugie* basierend auf seinen Erfahrungen bei der Betreuung des Adels am Hof von Ludwig XIV., dem Sonnenkönig. Der Militärchirurg Lorenz Heister beschrieb die Labia minora erstmals im Detail in seiner 1739 veröffentlichten Publikation *Institutiones Chirurgicae*, die als einer der populärsten chirurgischen Atlanten des 17. Jahrhunderts gilt. Er erklärt: „Die Nymphen der Frauen sind manchmal sehr lang, hängen nicht nur außerhalb der Labia (majora), sondern verursachen Unbehagen beim Gehen, Sitzen und beim Geschlechtsverkehr und können die Hilfe eines Chirurgen erfordern. Der Operateur muss in einer geeigneten Position vor dem Patienten sitzen, die Lippe mit seiner linken Hand nehmen und mit seiner rechten Hand das abschneiden, was er für notwendig hält, wobei er Vorbereitungen zur Hand hat, die helfen, die Blutung zu kontrollieren, sowie Medikamente, die verhindern, dass der Patient in Ohnmacht fällt. Wenn die Operation vorbei ist, sollte die Wunde mit irgendeiner Art von Salbe behandelt werden und wird ohne große Schwierigkeiten mit gängigen Methoden heilen." Es ist bemerkenswert, dass er keine Naht erwähnt, was andererseits nicht so unwahrscheinlich ist, da beschrieben wird, dass eine Labioplastik ohne Nähte durchgeführt werden kann.

In den folgenden Jahrhunderten wird die Labioplastik sporadisch dokumentiert. Offensichtlich wurde ihr nicht die Bedeutung beigemessen, die sie verdient hätte. Wir können jedoch sicher sein, dass in wichtigen Fällen von Hypertrophie der Labia minora – sofern die Betroffene mutig genug war, einen Arzt zu konsultieren, und wenn der Chirurg freundlich war – diese Operation regelmäßig durchgeführt wurde, jedoch ohne die gebührende Beachtung in der medizinischen Literatur. Während meiner Tätigkeit am Hospital del Salvador in Santiago de Chile zwischen 1988 und 1993 habe ich nur eine Labioplastik gesehen. In meinem letzten Jahr bat mich mein direkter Vorgesetzter, ein renommierter gynäkologischer Chirurg, nach einer Hysterektomie eine „Nymphoplastik" durchzuführen, wie Assistenzärzten nach einer großen gynäkologischen Operation üblicherweise auch nur die Biopsieentnahme überlassen wurde. Ich erinnere mich nur daran, dass ich sie mit einer Schere durchführte und dann Schritt für Schritt vernähte, um die Blutung sofort zu stoppen. Ich habe keine Erinnerung an eine Komplikation oder das Endergebnis. Das war bis heute die einzige Labioplastik in meinem Leben, die ich mit traditionellen chirurgischen Instrumenten durchführte, und ich habe bis zum Zeitpunkt des Schreibens dieses Kapitels im September 2020 über tausend solcher Eingriffe durchgeführt.

Honoré et al. beschrieben 1978 zwei Fälle von Labioplastik bei bilateralen Hypertrophien. 1983 veröffentlichte Darryl Hodgkinson die erste offizielle Abhandlung zum Thema Labioplastik. Darin nennt er zunächst die soziologischen und persönlichen Gründe, die eine Frau dazu veranlassen könnten, diesen Eingriff vornehmen zu lassen. Er betont den Einfluss von Fitnessstudios, Sport und auch von plastischen Chirurgen[1], die an der Behandlung solcher Fälle interessiert sind. Er erklärt, dass Labienoperationen in der Gynäkologie seiner Zeit fast ausschließlich auf massive Vulvahypertrophien zurückzuführen seien, die sekundär zu

---

[1]Anmerkung zur Übersetzung: Bei der Übersetzung von im Englischen nicht nach Geschlecht differenzierten Personenbezeichnungen wie z. B. „surgeons", „doctors", „colleagues" u. Ä. wurde im Deutschen meistens die männliche Form, z. B. „Chirurgen", „Ärzte", „Kollegen" verwendet, um den Text kürzer und besser lesbar zu machen. Selbstverständlich sind damit Personen jeden Geschlechts gemeint.

kongenitaler Nebennierenhyperplasie aufträten. Er stellt fest, dass Frauen eine Reduzierung der kleinen Schamlippen aus ästhetischen sowie funktionalen Gründen anfragten. Hodgkinson beschreibt, meiner Meinung nach ganz richtig, wie einige Patientinnen auch (oder manchmal ausschließlich) eine Reduzierung der Klitorisvorhaut anfordern, die er als „teilweise Beschneidung" bezeichnet. Wie ich hier in diesem Kapitel, so bezieht sich auch Hodgkinson auf FGM aus historischer Sicht und betont, dass es 1983 soziale und politische Bewegungen gab, die auf die Abschaffung von FGM abzielten, was sich fast 40 Jahre später als gescheitert erwiesen hat. Seine Abhandlung basiert auf der Beschreibung von drei klinischen Fällen, darunter einer unter Vollnarkose und einer mit gleichzeitiger Brustoperation.

Im renommierten und traditionellen *American Journal of Obstetrics and Gynecology* berichteten Rouzier et al. aus Frankreich im Jahr 2000 über 163 Labioplastiken mit ausgezeichneten Ergebnissen und stuften den Eingriff als einfach ein, mit einem hohen Grad an Patientinnenzufriedenheit [9].

Dies war eine der ersten Mitteilungen mit einer wichtigen Fallreihe.

Während der 1980er- und 1990er-Jahre erlebte die Pornoindustrie einen wahren Höhenflug, vor allem, als das Internet zum Massenmedium wurde und die Vulva expliziter dargestellt wurde, anders als noch in den traditionellen Darstellungen von Oberkörper und Gesäß der 1960er- und 1970er-Jahre, allen voran durch das *Playboy*-Magazin [10]. Der Busen war bereits allzu weit entblößt, er war keine Neuheit mehr - nun begann der Kult um die Vulva. Der Einfluss der Pornografie auf die massenhafte Durchführung von Labioplastiken ist keinesfalls zu vernachlässigen, und auch die vollständige Haarentfernung der weiblichen Genitalien, bekannt als „Brazilian Waxing" („Brasilianisches Wachsen"), ist in diesem Zusammenhang zu erwähnen. Diese Epilationsmethode, bei der sämtliche Haare vom Schambein, den großen Schamlippen und dem perianalen Bereich entfernt werden, hat ihren Ursprung Anfang der 1990er-Jahre in einem New Yorker Schönheitszentrum für Frauen; dessen Besitzerinnen waren sechs brasilianische Schwestern, bekannt als die „J-Sisters". Sie setzten die Mode der kompletten Haarentfernung durch, bei der bisweilen lediglich auf dem Schambein ein kleiner Haarstreifen als dekorativer Effekt belassen wurde. Mit der vollständigen Haarlosigkeit der Vulven in den 1990er-Jahren kam dann das Interesse an der Verschönerung der äußeren weiblichen Genitalien auf. Der erste Meilenstein dieses Trends ist Los Angeles, Kalifornien, speziell in Beverly Hills, zu verorten.

1997 startete der kalifornische Gynäkologe Dr. David Matlock die routinemäßige Praxis der von ihm als solche bezeichneten „Vaginalverjüngung". Dabei handelte es sich um eine Abwandlung der traditionellen Kolpoperineoplastik zur Prolapsoperation. Matlock entwickelte, wie in Michael Goodmans Buch als „sein Weg" beschrieben, ein Konzept und eine Methode, die er an andere Ärzte weitergeben konnte, basierend auf dem Wissen, das er von seinen Patientinnen und durch sein MBA-Studium erworben hatte. Mit der Zeit stellte er fest, dass ein großer Prozentsatz der Frauen, bei denen er eine Vaginalverjüngung durchführte, auch eine Labioplastik anfragtee Er perfektionierte sein Verfahren durch Verwendung eines Diodenlasers, einer Randexzisionstechnik und, falls nötig, durch die Entfernung der Klitorisvorhaut. Er nannte diese Technik *Designer Laser Vaginoplasty*,

DLV®, was so viel bedeutet wie „lasergestütztes Vaginaldesign". Wie schon *Laser Vaginal Rejuvenation* (Laser-Vaginalverjüngung), LVR®, wurde auch dieser Begriff markenrechtlich geschützt. In den USA darf keine DLV® oder LVR® durchgeführt werden, wenn der Chirurg nicht einen Kurs von David Matlock besucht hat. Von 2000 bis 2020 haben mehr als 400 Gynäkologen, Urologen und plastische Chirurgen aus der ganzen Welt an Matlocks Kursen teilgenommen, und hier beginnt auch meine Geschichte mit diesem Eingriff.

Im Jahr 2003 gründete ich gemeinsam mit Dr. Vicente Solá die Abteilung für Beckenboden- und gynäkologische plastische Chirurgie an der Clínica Las Condes. Ich reiste nach Beverly Hills in Kalifornien, um David Matlocks Kurs zur Vaginalverjüngung zu besuchen. Zu Kursbeginn sagte David zu mir: „Neben der Vaginalverjüngung werde ich euch noch etwas anderes beibringen, das euch große Zufriedenheit bereiten wird." So lernten wir am Tiermodell (mit frischen Schweineohren), einen Diodenlaser zu verwenden, und übten die Laser-Labioplastik.

Als ich nach Chile zurückkehrte, wurden sowohl Labioplastik als auch Vaginalverjüngung Teil meiner regelmäßigen Praxis und wurden in andere Operationen integriert. Es war durchaus üblich, mittels Harnröhrenband eine Harninkontinenz zu korrigieren und im selben Zuge eine laserunterstützte Vaginalverjüngung und/oder laserunterstützte Labioplastik durchzuführen. 2005 veröffentlichten wir in der ersten Publikation dieser Art weltweit unsere Erkenntnisse aus einer Reihe von Laser-Labioplastiken mit ausgezeichneten Ergebnissen. Darin schlugen wir auch eine Klassifizierung vor und beschrieben die Gründe, aus denen die Frauen eine Operation wünschten [11]. 2006 folgte dann unsere Veröffentlichung über Vaginalverjüngung, ebenfalls die erste ihrer Art weltweit. Bis zu diesem Zeitpunkt wurde die ästhetische Gynäkologie formell und routinemäßig fast ausschließlich von Matlocks Schülern praktiziert.

Ab 2006 gab es dann entsprechende Vorträge auf Kongressen für Lasermedizin, und in der Folge wurden hier und in Gynäkologie-Weiterbildungen mit speziellem Schwerpunkt auf ästhetische Gynäkologie angeboten. Nicht unerwähnt bleiben dürfen hier die innovativen Visionäre der paraguayischen und uruguayischen Gesellschaften für Gynäkologie, die mich schon früh einluden, meine Erfahrungen zu teilen und Operationen zu Lehrzwecken durchzuführen, mit dem Ziel, diese Disziplin in die Praxis der Gynäkologie und vor allem der Urogynäkologie einzuführen.

Es war mir immer wichtig, ästhetische Gynäkologie mit Urogynäkologie zu kombinieren, da mir die Verknüpfung von Harninkontinenz und Vaginalverjüngung und/oder Labioplastik sehr bedeutend erschien, wie wir in verschiedenen Veröffentlichungen beschrieben haben. So haben wir unter anderem sogar von einer Labioplastik und Vaginalverjüngung im Zusammenhang mit einer radikalen Hysterektomie bei Gebärmutterhalskrebs im Stadium I berichtet.

2011 veranstaltete Marco Pelosi, ein bedeutender peruanischer Gynäkologe, der in den USA tätig war, den ersten Kongress für ästhetische Gynäkologie. Einige Jahre später gründete dann einer seiner Schüler, Dr. Alexander Bader aus Griechenland, auch ein Schüler von Matlock, die *European Society of Aesthetic Gynecology*, die jedes Jahr in verschiedenen Städten Europas hunderte ästhetische Gynäkologen zusammenbringt.

Zu den bedeutendsten Fortschritten der Labioplastik zählt die Tatsache, dass sie mittlerweile nicht nur mehr als Operation für Extremfälle gilt, die allmorgendlich am Ende des OP-Programms im öffentlichen Krankenhaus oder an der Uniklinik im Nachgang zu den als wichtig erachteten Operationen mit gewisser Geringschätzung vom Assistenzarzt durchgeführt wurde. Mittlerweile ist die Labioplastik gängige Praxis und Teil der ästhetischen Gynäkologie und letztlich auch der funktionellen Gynäkologie. Im letzten Jahrzehnt gab es unzählige Kurse und Kongresse aus diesem Fachbereich auf allen Kontinenten, und Labioplastik und weibliche Genitalästhetik sind hier wesentliche Aspekte.

Noch nicht ganz klar ist, welches Schneidinstrument die meisten Vorteile bietet – Laser, Radiofrequenz oder einfache Schere und/oder Skalpell. Sehr klar ist jedoch, dass auch die heftige Opposition vonseiten feministischer Gruppierungen und bestimmter medizinischer (vor allem US-amerikanischer) Verbände jedes Jahr tausende (ja, tausende) Frauen nicht davon abhalten kann, sich freiwillig einer Labioplastik zu unterziehen.

Die Vorwürfe, es handle sich um FGM, Hypertrophie würde überdiagnostiziert und die chirurgische Indikation sei fraglich, missachten die Intelligenz der Frauen, die sich freiwillig einen ästhetischen Gynäkologen suchen und seine Dienste in Anspruch nehmen.

Der große letzte Schritt dieser Entwicklung ist nun die Perfektionierung der chirurgischen Technik, bis kein Zweifel mehr darüber besteht, was nun die beste Technik mit den geringsten Komplikationen ist – eine Diskussion, die über den Inhalt dieses Kapitels hinausgeht. Außerdem geht es darum, diesen Eingriff als ambulantes Verfahren zu implementieren; ich persönlich habe, ganz in der Tradition bedeutender ästhetischer Gynäkologen wie Michael Goodman und Red Alinsod, fast vollständig auf lokale Anästhesie umgestellt. Zum Zeitpunkt des Schreibens dieses Kapitel führe ich keine einzige Labioplastik der großen oder kleinen Schamlippen mehr unter Vollnarkose durch, sondern alle unter Lokalanästhesie. Die Ausnahme sind Labioplastiken im Zusammenhang mit großen Operationen wie Hysterektomie und/oder Eingriffen bei Harninkontinenz.

Ich habe schon mehr als tausend Labioplastiken durchgeführt. Der Eingriff zählt für mich zu den Operationen, die mir die größte professionelle Erfüllung bringen, zum einen aufgrund der hohen Zufriedenheit der Patientinnen und zum anderen wegen der sehr niedrigen Komplikationsrate. Nach meiner Erfahrung gibt es unzählige Frauen, die ihre hypertrophen kleinen Schamlippen als Last empfinden, die sie behindert und manchmal auch daran hindert, ein erfüllendes Sexualleben zu führen. Die Erleichterung vieler meiner Patientinnen nach der Operation berührt mich immer wieder. Denn tatsächlich ist es so, wie ich es auch immer bei meinen Vorträgen sage: Die ästhetische Gynäkologie wurde nicht von ästhetischen Gynäkologen erfunden – sie haben einfach nur das umgesetzt, worauf Frauen gewartet haben.

Literatur

1. The Bible, Book of Genesis, Chapter 17.
2. Gruenbaum E. The female circumcision controversy. University of Pennsylvania Press; 2001.
3. Genital reconstructive surgery after female genital mutilation. Obstet Gynecol Int J. 2016;4(6).
4. Jaeger L. Obstetrics & Gynecology Sep 7, 2018.
5. Gynaecology. Vol 4. Latin translation of the treatise Gynaeciorum. Soranu of Ephesus.
6. Sixteen Books on Medicine. Aetios of Amida, 4th century.
7. News: Francis Adams (1796–1861). Nature. 1942;150(5):286–7.
8. Traité des Maladies des Femmes Grosses. Francois Mauriceau. 17th century.
9. Rouzier R, Louis-Sylvestre C, Paniel BJ, Haddad B. Hypertrophy of the labia minora: experience with 163 reductions. Am J Obstet Gynecol. 2000;182:35–40. "Labia minora are considered hypertrophic when the maximal distance between base and edge is >4 cm". (S. 35)
10. Braun V. In search of (better) sexual pleasure: female genital "cosmetic" surgery. Sexualities. 2005;8(4):407–24. "A lot of women bring in Playboy, show me pictures of vaginas and say: 'I want to look like this'".
11. J. Pardo, V. Solà, P. Ricci, E. Guilloff. Laser labioplasty of labia minora. Int J Gynecol Obstet. 2006;93:38–43.

Kapitel 3
Topographische Anatomie

Pablo Gonzalez-Isaza

Einführung

In unserem Medizinstudium haben wir vielleicht alle die gleichen anatomischen Abbildungen gesehen und verinnerlicht (Abb. 3.1), in denen die Anatomie der Vulva sehr vereinfacht dargestellt wird, z. B. Klitorisvorhaut, Klitoris, Mons pubis, Labia majora, Labia minora, Vestibül und Perineum; manchmal wurde zusätzlich noch das Frenulum erwähnt.

Ich bin der Meinung, dass die Anatomie der Vulva sehr viel detaillierter betrachtet werden sollte. Wir sollten über anatomische Varianten, Besonderheiten des Frenulums, abweichende Insertionen sowie über die Innervation und Vaskularisation sprechen, die zusammen zum Zeitpunkt einer Labioplastik weitgehend bekannt sein sollten.

Im Folgenden stelle ich das Konzept der „topographischen Labioplastik" (Abb. 3.2a, b) vor, das bei der Durchführung einer Labioplastik sehr hilfreich ist. Es entstand aus der Notwendigkeit, nicht nur anatomische Punkte zu identifizieren, sondern auch Sicherheitsbereiche festzulegen, um die Labioplastik reproduzierbar und sicher zu machen.

P. Gonzalez-Isaza (✉)
Obstetrics and Gynecology Urogynecology Minimally Invasive Surgery Functional Cosmetic and Regenerative Gynecology, Hospital Universitario San Jorge/Liga contra el Cancer, Pereira, Madrid, Spanien

13

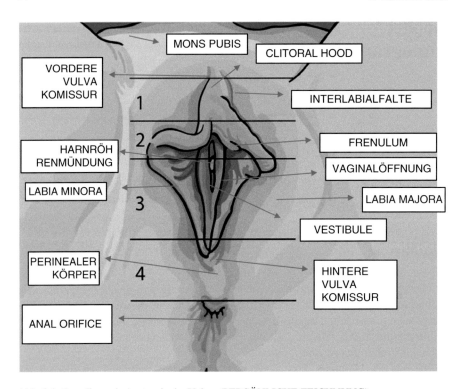

Abb. 3.1 Grundlegende Anatomie der Vulva. (PERSÖNLICHE ZEICHNUNG)

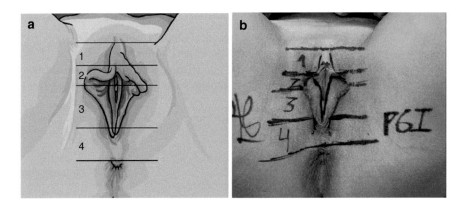

Abb. 3.2 (**a**, **b**) Anatomische Zonen

Anatomische Zonen (Abb. 3.2a, b)

Zone 1

- Obergrenze: vordereKommissur
- Untergrenze: Apex der Klitorishaube (Vorhaut)

Zone 2

- Obergrenze: Apex der Klitorishaube (Vorhaut)
- Untergrenze: Ansatz des Frenulums der Klitorisvorhaut auf Höhe der Labia minora

Zone 3

- Obergrenze: kranialer Ansatz der Labia minora
- Untergrenze: kaudaler Ansatz der Labia minora

Zone 4

- Obergrenze: Basis des Hymens
- Untergrenze: analer Scheitelpunkt

Jeder anatomische Bereich hat eine anatomische Reparatur, die als Sicherheitszone bezeichnet wird.

- **Zone 1** (Interlabialfalte)
- **Zone 2** (Frenulum/Ansatz-Komplex)
- **Zone 3** (Ansatzpunkt der Labia minora)
- **Zone 4** (Abstand des Perineums auf Höhe der Fourchette)

Die Hauptziele einer topographischen Labioplastik sind:

- Sicherheitspunkte identifizieren
  - Lage der vorderen und hinteren Kommissur
  - Interlabialfalte
  - Relation von Labia minora und Frenulum
  - Höhe des Perineums

- Alle Komponenten der Hypertrophie der kleinen Schamlippen einbeziehen
  - Kleine Schamlippen
  - Komplex von Klitorisvorhaut und Frenulum
  - Anatomische Varianten

    Horizontale Ebene (Bifurkationen, Duplikationen, zusätzliche Falten)
    Vertikale Ebene (Ptosis oder Verlängerung der Klitorisvorhaut)
    Überschüssige Haut auf Höhe der hinteren Kommissur

- Erhaltung des Frenulums und seines Ansatzes
- Erhaltung der Interlabialfalte
- Erhaltung von Anatomie und Funktion
- Endergebnis: kosmetisch nicht sichtbare Wunde
- Risiko von Komplikationen und eines schlechten ästhetischen Ergebnisses reduzieren

Im Weiteren ist es wichtig, die anatomischen Besonderheiten und abweichenden Ansätze der verschiedenen Strukturen zu verstehen.

Frenulum der Klitorisvorhaut

Ostrzenski und Mitarbeiter [1] identifizierten in ihrer neuesten Studie unterschiedliche Definitionen dieser anatomischen Struktur wie „vordere Bifurkation der kleinen Schamlippen" oder „unterer Ast der kleinen Schamlippen, der an der posterioren Fläche der Klitoris ansetzt". Diese Konzepte stammen aus traditionellen Anatomieatlanten wie dem schon von Graaf zwischen 1668 und 1672 verfassten.

In vielen Jahren, seit ich Labioplastiken durchführe, gilt meine größte Aufmerksamkeit immer genau dieser anatomischen Struktur und besonders auch ihrer Funktion für die Sexualität: Sie dient als Stütz- und Stabilisierungsmechanismus für die Klitoris, indem sie sie mit dem apikalen Teil der kleinen Schamlippen verbindet, sodass zum Zeitpunkt der Penetration ein Zugvektor vom Perineum über die kleinen Schamlippen hin zu Klitoris und Klitorisvorhaut erzeugt wird [2].

Es ist nicht nur die Funktion des Frenulums, sondern auch die große Anzahl seiner anatomischen Varianten (Abb. 3.3), die wir bei einer Labioplastik vorfinden, weshalb ich mich entschieden habe, diese Struktur „Frenulum/Insertionskomplex (Abb. 3.4, 3.5 und 3.6)" zu nennen.

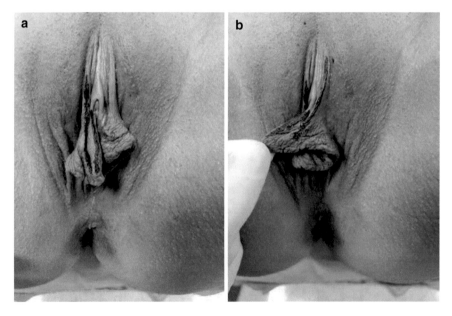

Abb. 3.3 (**a, b**) Aberrante distale Insertion

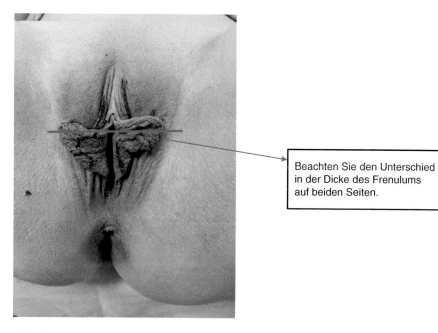

Beachten Sie den Unterschied in der Dicke des Frenulums auf beiden Seiten.

Abb. 3.4 Unterschiede in derDicke des Frenulums, abhängig von der Menge der Dartos-Faszie, die in dieser Struktur vorhanden ist

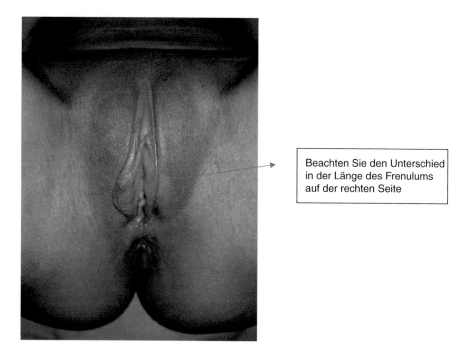

Beachten Sie den Unterschied in der Länge des Frenulums auf der rechten Seite

Abb. 3.5 Unterschiedein der Länge des Frenulums gelten als anatomische Besonderheiten

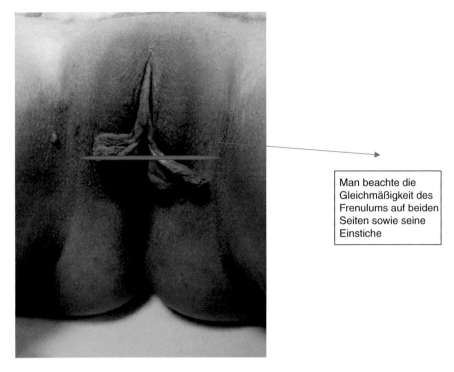

Man beachte die
Gleichmäßigkeit des
Frenulums auf beiden
Seiten sowie seine
Einstiche

Abb. 3.6 AsymmetrischeInsertion des Frenulums an der Spitze der kleinen Schamlippen

Aberrante Insertion des Frenulums der Klitoris

Das Frenulum kann auf einer Seite distaler ansetzen als auf der anderen Seite.

Die Klitorisvorhaut und ihre anatomischen Varianten

Eine der großen Ängste bei der Durchführung einer Labioplastik ist der Umgang mit der Klitorisvorhaut aufgrund ihrer Beziehung zur Klitoris und in Bezug auf die Sensibilität. Meiner Erfahrung nach erfordern mehr als 80% der Labioplastiken für ein besseres ästhetisches und funktionelles Ergebnis eine Einbeziehung der Klitorisvorhaut. Die Mehrzahl der sekundären Labioplastiken und Revisionen ist dadurch begründet, dass diese Struktur nicht beachtet wurde [3], weshalb ich das faszinierende Thema ihrer anatomischen Varianten im Folgenden sorgfältig beschreibe.

Hunter war 2015 vielleicht der ersteAutor, der versuchte, die anatomischen Varianten der Klitorisvorhaut strukturiert zu beschreiben. Er benannte zwei Hauptgruppen (Tab. 3.1):

Tab. 3.1 Unterschiede zwischen Bifurkation und Duplikation

Eigenschaften	Bifurkation	Duplikation
Ursprung	Vordere Kommissur	Seitlich und medial zum zentralen Teil der Klitorisvorhaut
Insertion	Frenulum, Labien, Perineum	Frenulum seitlicher Teil der Labia minora, Interlabialfalten Perineum
Lateralität	Unilateral, bilateral	Unilateral, bilateral
Beobachtungen	In einigen Fällen Trifurkationen möglich	In einigen Fällen Triplikationen und weitere Falten möglich

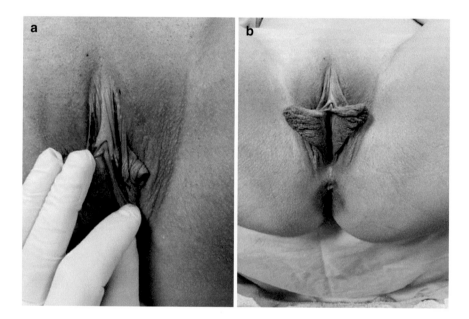

Abb. 3.7 (**a**) Duplikation(kaudaler Ursprung). (**b**) Verzweigung (kranialer Ursprung)

(a) Anatomische Varianten in vertikaler Ebene, die entweder einer Ptosis oder einer Verlängerung der Klitorisvorhaut entsprechen, und (b) anatomische Varianten in horizontaler Ebene, die zusätzlichen Falten parallel und seitlich zum zentralen Teil der Klitorisvorhaut entsprechen; diese können unilateral, bilateral, multipel und asymmetrisch sein [4].

Darüber hinaus habe ich Bifurkationen und sogar Verdreifachungen der Klitorisvorhaut gefunden (Abb. 3.7a, b, 3.8a, b, 3.9a, b und 3.10), die ihren Ursprung an der vorderen Kommissur haben und entweder distaler in die Vorhaut selbst oder sogar in die kleinen Schamlippen und in seltenen Fällen in das Perineum oder in die Basis der Insertion der großen Schamlippen Tab. 3.1 hineinreichen. Solche Befunde wurden bisher nicht in der Literatur beschrieben.

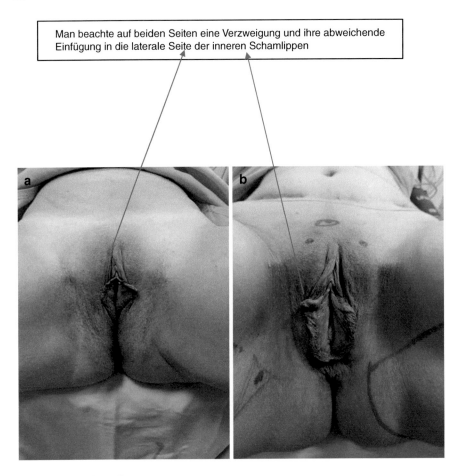

Man beachte auf beiden Seiten eine Verzweigung und ihre abweichende
Einfügung in die laterale Seite der inneren Schamlippen

Abb. 3.8 (**a**, **b**) Verzweigung

In einigen Fällen findet man auch überschüssige Haut auf Höhe der hinteren
Kommissur (Abb. 3.11).

Eine weitere Anomalie, die ich schon häufig angetroffen habe, ist die Fenestrierung der Klitorisvorhaut (Abb. 3.12). Auch sie ist in der Literatur bisher nicht beschrieben. Brodie und Mitarbeiter fanden jedoch ausgeprägte anatomische Unterschiede der Klitorisvorhaut sogar ab der Pubertät [5]; aus morphologischer Sicht
könnte dies mit der Dicke der Dartos-Faszie zusammenhängen.

Man beachte auf beiden Seiten eine Verdoppelung der Klitorisvorhaut mit ihrer abweichenden Einfügung an der Spitze der rechten inneren Schamlippen

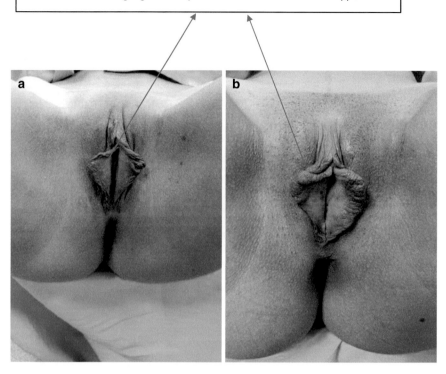

Abb. 3.9 (a, b) Duplikation

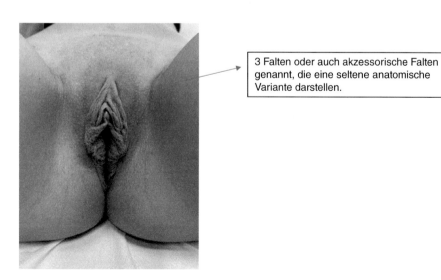

3 Falten oder auch akzessorische Falten genannt, die eine seltene anatomische Variante darstellen.

Abb. 3.10 Verdreifachung

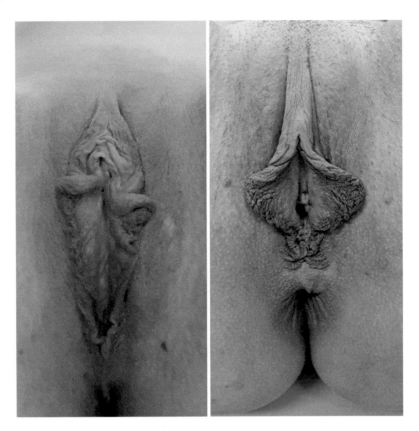

Abb. 3.11 Überschüssige Haut auf Höheder hinteren Kommissur

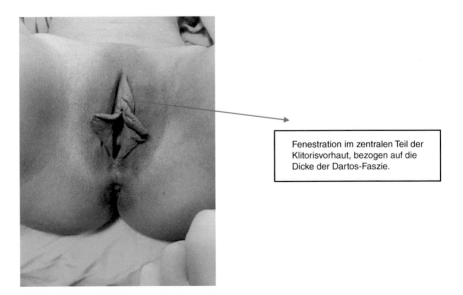

Fenestration im zentralen Teil der Klitorisvorhaut, bezogen auf die Dicke der Dartos-Faszie.

Abb. 3.12 Fenestrierungenauf Höhe der Klitorisvorhaut

Literatur

1. Ostrzenski A. The clitoral infrafrenulum fascial bundle: the anatomy and histology. Clin Anat. 2018;31(6):907–12. https://doi.org/10.1002/ca.23215.
2. Rock JA, Jones HW, editors. Te Linde's operative gynecology. 11th ed. Philadelphia, PA: Wolters Kluwer; 2015. p. 93–4.
3. Hunter JG. Labia minora, labia majora, and clitoral hood alteration: experience-based recommendations. Aesthet Surg J. 2016;36(1):71–9. https://doi.org/10.1093/asj/sjv092.
4. Hunter JG. Commentary on: Postoperative clitoral hood deformity after labiaplasty. Aesthet Surg J. 2013;33(7):1037–8.
5. Brodie KE, Grantham EC, Huguelet PS, Caldwell BT, Westfall NJ, Wilcox DT. Study of clitoral hood anatomy in the pediatric population. J Pediatr Urol. 2016;12(3):177.e1–177.e1775. https://doi.org/10.1016/j.jpurol.2015.12.006.

Kapitel 4
Klassifikation der Hypertrophie der Labia minora

Pablo Gonzalez-Isaza

Einführung

Die anatomische Variabilität der Bestandteile der Vulva ist sehr groß. Deshalb halte ich es für sehr wichtig, die in der Literatur verfügbaren Klassifikationen zu überprüfen. Üblicherweise ist der gemeinsame Nenner die Länge der kleinen Schamlippen in Zentimetern im seitlichen Aspekt der Schamlippen, gemessen vom höchsten Punkt bis zur Hart'schen Linie (Abb. 4.1).

Lloyd und Kollegen [1] maßen die kleinen Schamlippen in einer Gruppe von 50 Frauen zwischen 18 und 50 Jahren (Durchschnitt: 35,6 Jahre), alle waren prämenopausale Patientinnen verschiedener Ethnien in der gynäkologischen Abteilung eines Londoner Krankenhauses. Bei allen lag die Länge ihrer Labia minora zwischen 20 und 100 mm (Durchschnitt: 60,6 mm; Standardabweichung: 17,2), während die Breite zwischen 7 und 50 mm (Durchschnitt: 21,8 mm; Standardabweichung: 9,4) betrug. Die Maße waren unabhängig von Alter, Ethnie, Einnahme von Hormonen und sexueller Vorgeschichte.

Derzeit diskutieren Pädiater, plastische Chirurgen und Gynäkologen über die Klassifizierung der Hypertrophie der kleinen Schamlippen [2]. Einer der ersten Autoren, der ein Maß für die Hypertrophie der kleinen Schamlippen vorschlug, war Friedrich, der in seinem Artikel eine Länge von mehr als 50 mm als hypertroph betrachtete [3]. Laufer und Munhoz hingegen sprachen schon dann von Hypertrophie, wenn die Labia minora längern waren als 30–40 mm [4, 5]. Hodgkinson wiederum benannte kleine Schamlippen dann als hypertroph, wenn sie mehr als 5 cm Länge maßen [6] (Tab. 4.1).

P. Gonzalez-Isaza (✉)
Obstetrics and Gynecology Urogynecology Minimally Invasive Surgery Functional Cosmetic and Regenerative Gynecology, Hospital Universitario San Jorge/Liga contra el Cancer, Pereira, Madrid, Spanien

© Der/die Autor(en), exklusiv lizenziert an Springer Nature Switzerland AG 2024   25
P. Gonzales-Isaza und R. Sánchez-Borrego, *Labioplastik – Topographie und Varianten*, https://doi.org/10.1007/978-3-031-70021-7_4

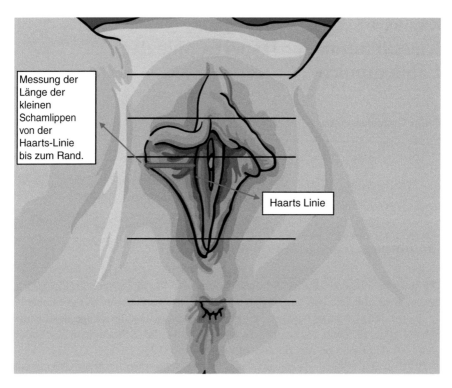

Abb. 4.1 Messung der Länge der kleinen Schamlippen. (Eigene Darstellung)

Tab. 4.1 Unterschiedliche Klassifikationen der Hypertrophie der kleinen Schamlippen

Klassifikation	Autor	Merkmale	Vorteile/Nachteile	Nachteile
Radmann	Radmann 1963	>5 cm	Länge	Keine anderen Komponenten
Fiedrich	Friedrich 1983	>5 cm	Länge	Keine anderen Komponenten
Talita Franco	Yelda Felicio 1992 Frankreich	>6 cm	Länge	Keine anderen Komponenten
Alter	Alter 1995	Symmetrie	Bewertung anderer Komponenten	NA
Pardo/Ricci/Sola	1998	Schweregrad	Schweregrad ist eine subjektive Interpretation	NA
Rouzzieer	2000	>4 cm	Länge	Keine anderen Komponenten
Saba Motakef	2015	>4 cm	Berücksichtigt indirekt anatomische Varianten	Keine anderen Komponenten
Colaneri	2017	>5 cm	Klassifiziert mit den Stufen 0, 1, 2, 3 betrachtet kleine Schamlippen und Klitorisvorhaut als unabhängige Einheiten	

Es gibt mehrere Klassifikationen für die Hypertrophie der kleinen Schamlippen; gemeinsamer Nenner ist die Länge in Zentimetern. Bei genauerer Betrachtung fand ich zum Beispiel, dass die Gruppe von Saba Motakef sie in 3 Grade unterteilt, je nach Länge in Zentimetern von der interlabialen Falte bis zum distalsten Teil der Lippe wie folgt: Grad I (0–2 cm), Grad II (2–4 cm) und Grad III (größer als 4 cm). Zusätzlich wird im Falle einer Asymmetrie der Buchstabe „A" hinzugefügt, im Falle einer Beeinträchtigung der Klitorisvorhaut der Buchstabe „C", wobei andere Komponenten der Vulva, die an der Hypertrophie der kleinen Schamlippen beteiligt sind, vernachlässigt werden [7].

Chang und Mitarbeiter schlugen ein neues Klassifikationssystem „Snip and Clip" vor, das darin besteht, die Hypertrophie nach ihrer anatomischen Lage wie folgt zu beschreiben:

• Klasse 1: weniger als 2 cm „mäßig"; Protrusion der Labia minora über die hintere Kommissur; kann sichtbar sein, aber ohne die Labia majora zu überschreiten
• Klasse 2: größer als 2 cm, Protrusion der Labia minora über die hintere Kommissur hinaus und mit Ausdehnung bis zu den Labia majora
• Klasse 3: kann Klasse 2 einschließen; Gewebe, das in einem separaten Bereich oberhalb der Klitoris hervorsteht
• Klasse 4: kann Klasse 2 oder 3 einschließen; Protrusion von Gewebe über Perineus und Anus hinaus [8]

Was den Schweregrad betrifft, ist es wichtig zu betonen, dass es aus ethischer Sicht schwierig ist, diesem klinischen Befund Adjektive wie mild, mäßig oder schwer zuzuordnen, da eine geringe Hypertrophie für eine Patientin schwerwiegend sein kann, während eine starke Hypertrophie für eine andere Patienten möglicherweise überhaupt nicht störend ist. Daher meine ich, dass der Schweregrad in einer Klassifikation der Labia-minora-Hypertrophie keine Berücksichtigung finden sollte. Pardo und Kollegen beispielsweise stufen bestimmte Arten von Hypertrophie als mild, mäßig oder schwer ein, was ich schwer nachzuvollziehen finde, wenn man die große anatomische Variabilität der Vulva berücksichtigt [9].

Smarrito und Mitarbeiter führten eine 9-jährige Nachbeobachtung bei mehr als 100 Patientinnen durch und beschrieben dreo Arten von Labia-minora-Hypertrophie:

• Typ I: überschüssige Haut im vorderen Drittel ohne Beteiligung in anderen Bereichen, „Flaggenform".
• Typ II: überschüssige Haut auf Höhe des vorderen und mittleren Drittels, „schräge Form".
• Typ III: überschüssige Haut im hinteren Drittel [10] (Abb. 4.2).

Zurück zum gemeinsamen Nenner (Länge in Zentimetern): Die Gruppe von Talita-Franco 1993 klassifizierte die Hypertrophie in vier Stufen wie folgt:

• **I: weniger als 2 cm**
• **II: 2–4 cm**
• **III: 4–6 cm**
• **IV: länger als 6 cm**

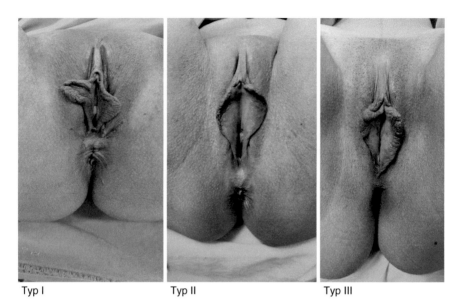

Typ I   Typ II   Typ III

Abb. 4.2 Interpretation der Klassifikation von Smarrito und Mitarbeitern

Bei einer umfangreicheren Suche stellte sich jedoch heraus, dass diese Klassifikation ursprünglich von der französischen Autorin Yhelda Felicio im Jahr 1992 stammt und fälschlicherweise Talita-Franco zugeschrieben wurde [11].

Eine weitere Klassifikation von Cunha und Mitarbeitern versucht, die anatomischen Varianten zu beschreiben, die von der Klitorisvorhaut oder der hinteren Kommissur ausgehen [12] (Abb. 4.3, 4.4 und 4.5).

Bei all den genannten Klassifikationen kam das große Interesse seitens der Autoren zum Ausdruck, ihre jeweilige Konzept als geeignetes Klassifikationssystem darzustellen. Daher betrachte ich sämtliche dieser Ansätze als Basis-Klassifikationen und aus der Perspektive der OP-Planung als nicht gut reproduzierbar. In der Folge entwickelte ich ab 2015 eine eigene Klassifikation, die alle an der Labia-minora-Hypertrophie beteiligten Komponenten angemessen einbeziehen sollte, wie die Klitorisvorhaut, die Labia minora und die hintere Kommissur (Abb. 4.6). Ebenso sollte die Symmetrie Berücksichtigung finden. All diese Aspekte sind für die Wahl der geeigneten chirurgischen Technik von großer Bedeutung. Hier mein Resultat, das drei Faktoren umfasst [1, 13]:

1. **Länge (Zentimeter)**

   I: weniger als 2 cm
   II: 2–4 cm
   III: 4–6 cm
   IV: länger als 6 cm

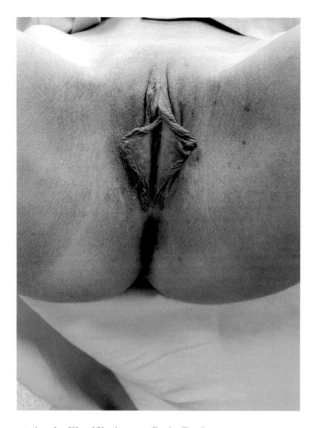

Abb. 4.3 Interpretation der Klassifikation von Cunha Typ I

2. **Lokalisierung**

(A) Hypertrophie mit überwiegend anteriorer Beteiligung
(B) Hypertrophie mit überwiegend zentraler Beteiligung
(C) Hypertrophie mit überwiegend generalisierter Beteiligung

3. **Symmetrie**

(S) symmetrische Hypertrophie
(A) asymmetrische Hypertrophie

Damit berücksichtigt diese Klassifikation die drei wichtigsten Aspekte einer Labia-minora-Hypertrophie: die Länge, den beteiligten anatomischen Bereich und die Symmetrie. So kann ich die am besten geeignete chirurgische Technik planen, die der Anatomie der jeweiligen Patientin entspricht, um bessere Ergebnisse zu erzielen – in ästhetischer, funktioneller und sexueller Hinsicht.

Im Folgenden stelle ich einen klinischen Fall vor, der das Verständnis dieser Klassifikation erleichtern und damit ihre Anwendung erleichtern soll.

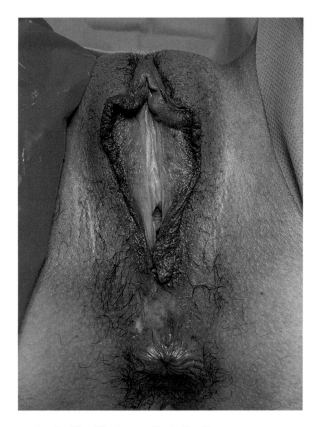

Abb. 4.4 Interpretation der Klassifikation von Cunha Typ II

25-jährige Patientin mit überschüssigem Gewebe auf Höhe der Labia minora, das sich in Richtung der Klitorisvorhaut der eigentlichen Labia ausbreitet, länger als 6 cm, überwiegend rechts und auf Höhe der hinteren Kommissur.
  Der Befund kann interpretiert werden als:

- **Hypertrophie der Labia minora: IV-C-A** (Abb. 4.7)
  mit

  IV – Länge in Zentimetern (> 6 cm)
  C – generalisierter Beteiligung
  A – Asymmetrie aufgrund der Dominanz der rechten Seite

Zusätzlich können der klinischen Beurteilung anatomische Varianten und ihre Lage in der horizontalen Ebene hinzugefügt werden, z.B. Duplikationen, Bifurkationen oder Trifurkationen der Klitorisvorhaut, sowie in der vertikalen Ebene, z.B. Ptosis oder Verlängerung der Klitorishaube.

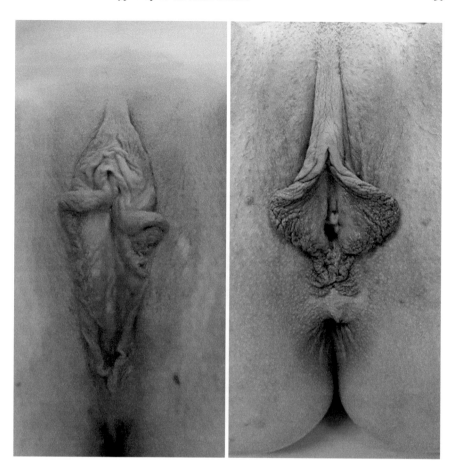

Abb. 4.5 Interpretation der Klassifikation von Cunha Typ III

ART DER HYPERTROPHIE	LOKALISIERUNG	SIMETRIE
I < 2 CMS	A ANTERIOR	SYMETRISCH
II 2-4 CMS	B ZENTRAL	ASYMETRISCH
III 4-6 CMS	C GENERALISIERT	
IV > 6 CMS		

Abb. 4.6 Klassifikationssystem nach Gonzalez

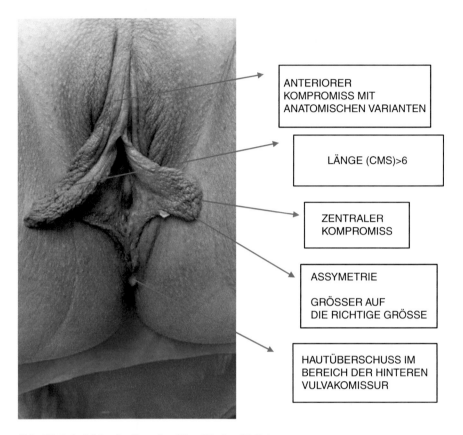

Abb. 4.7 Beispiel für die Gonzalez-Klassifikation IV-C-A

Derzeit arbeiten wir daran, die Klassifikation auf internationaler Ebene zu validieren.

Colaneri und Mitarbeiter in Brasilien mit ihrer Erfahrung aus mehr als 400 Labioplastiken haben jedoch angemerkt, dass in meiner Klassifikation etwas fehlt, und ich verstehe, dass sie sich auf die Berücksichtigung anatomischer Varianten beziehen und darauf, dass der Grad der Labia-minora-Hypertrophie nach Länge der Labia in Zentimetern betrachtet wird, von der Hart'schen Linie bis zum seitlichen Aspekt der Labia (Abb. 4.8) [14].

Wie bereits erwähnt, halte ich nicht nur die klinische Validierung all dieser Klassifikationen für wichtig, sondern auch ihre einfache Anwendbarkeit und Nützlichkeit im Kontext der chirurgischen Planung.

O	1cms	A.Kleine Schamlippen B.Klitorishaube
1	2 cms	
2	3 cms	
3	4 cms	

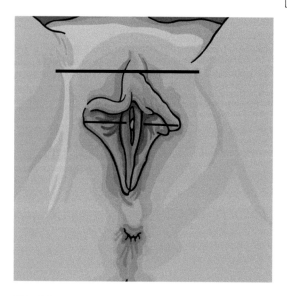

Abb. 4.8 Interpretation der Klassifikation von Colanery et al.

Literatur

1. Lloyd J, Crouch NS, Minto CL, Liao LM, Creighton SM. Female genital appearance: "normality" unfolds. BJOG. 2005;112:643–6.
2. Hailparn TR. What is a girl to do?: the problem of adolescent labial hypertrophy. Obstet Gynecol. 2014;123(Suppl 1):124S–5S.
3. Friedrich EG. Vulvar disease. 2nd ed. Philadelphia: Saunders; 1983.
4. Laufer MR, Galvin WJ. Labia hypertrophy: a new surgical approach. Adolesc Pediatr Gynecol. 1995;8:39–41.
5. Munhoz AM, Filassi JR, Ricci MD, Aldrighi C, Correia LD, Aldrighi JM, et al. Aesthetic labia minora reduction with inferior Wedge resection and superior pedicle flap reconstruction. Plast Reconstr Surg. 2006;118:1237–47. discussion 1248–50
6. Hodgkinson DJ, Hait G. Aesthetic vaginal labioplasty. Plast Reconstr Surg. 1984;74(3):414–6.
7. Motakef S, Rodriguez-Feliz J, Ingargiola MJ, Chung MT, Patel A. Reply: Vaginal labiaplasty: current practices and a simplified classification system for labial protrusion. Plast Reconstr Surg. 2015;136(5):706e–7e. https://doi.org/10.1097/PRS.0000000000001666.

8. Chang P, Salisbury MA, Narsete T, Buckspan R, Derrick D, Ersek RA. Vaginal labiaplasty: defense of the simple "clip and snip" and a new classification system. Aesthet Plast Surg. 2013;37(5):887–91. https://doi.org/10.1007/s00266-013-0150-0.
9. Pardo J, Solà V, Ricci P, Guilloff E. Laser labioplasty of labia minora. Int J Gynaecol Obstet. 2006;93(1):38–43. https://doi.org/10.1016/j.ijgo.2006.01.002.
10. Smarrito S. Classification of labia minora hypertrophy: a retrospective study of 100 patient cases. JPRAS Open. 2017;13:81–91.
11. Felicio Y. Chirurgie intime. Rev Chir Esth Lang Franc. 1992;27(67):37–43.
12. Cunha FI, Silva LM, Costa LA, Vasconcelos FRP, Amaral GT. Nymphoplatia: classification and technical refinements. Rev Bras Cir Plást. 2011;26(3):507–11.
13. Colaneri AG d F. Nova classificação para hipertrofia dos pequenos lábios vaginais e cor- relação com as técnicas cirúrgicas indicadas/New classification of hypertrophy of the labia minora and correlation with indicated surgical techniques. Rev Bras Cir Plást. 2018;33(1):64–73.
14. Gonzalez P. Labia minora hypertrophy classification consideration of a multiple component approach. Surg Tech Int. 2015;27:191–4.

Kapitel 5
Labia-minora-Labioplastie: Chirurgische Techniken

Juan José Escribano Tórtola und Gloria Rodea Gaspar

Einführung

Die chirurgische Reduktion der kleinen Schamlippen als Behandlung der Hypertrophie wird als Labioplastik(LP) bezeichnet. Die Ätiologie der Vergrößerung der kleinen Schamlippen ist unbekannt und wird mit verschiedenen Ursachen in Verbindung gebracht wie angeboren, hormonell bedingt, durch Trauma oder wiederholte Infektionen verursacht. Gleichzeitig ist es aus unserer Sicht wichtig zu betonen, dass es mehrere Varianten von „Normalität" der Vulva gibt und daher nicht pathologisiert werden sollte, was nicht pathologisch ist. Eines der Ziele jeder Fachperson, die die Vulva chirurgisch ganzheitlich betrachtet, besteht darin, das Verständnis von „normal" oder „abnormal" bezüglich der äußeren Genitalien zu relativieren, insbesondere bei Patientinnen, die aus verschiedenen Gründen, die mit ihren kleinen Schamlippen zusammenhängen, ihre Lebensqualität beeinträchtigt sehen [1, 2, 3, 4, 5].

Das Fehlen einer klaren Definition der Hypertrophie der kleinen Schamlippen und das Vorhandensein mehrerer Klassifikationen erschweren es, klare und gemeinsame Kriterien für die Durchführung der Labioplastik festzulegen. In der Regel liegt eine Protrusion der Labia minora über die großen Schamlippen hinaus vor, die auch von einer Hypertrophie der Klitorisvorhaut begleitet sein kann [6, 7].

J. J. E. Tórtola (✉)
Department of Obstetrics and Gynecology, Severo Ochoa University Hospital, Madrid,
Spanien

J. J. E. Tórtola · G. R. Gaspar
Unit of Regenerative, Functional and Aesthetic Gynecology, Laser Medical Institute, Madrid,
Spanien

G. R. Gaspar
Unit of Gynecology, Gran Vía Clinic, Madrid, Spanien

Die Nachfrage nach dieser Art von Operation ist in den letzten Jahren gestiegen. So weisen Daten der American Society of Aesthetic Plastic Surgeons aus dem Jahr 2017 auf einen Anstieg um 217,2 % seit 2012 hin [3].

Die Gründe, warum Patientinnen eine Labioplastik wünschen, sind ästhetischer (zumeist), funktioneller und/oder gemischter Natur. Die Wahrnehmung des „abnormalen" Aussehens der kleinen Schamlippen, die das Selbstwertgefühl beeinflusst, wird durch soziokulturelle Faktoren, Medien, familiäres Umfeld, Sexualpartner usw. beeinflusst [8, 9, 10, 11]. Die detaillierte und individualisierte Anamnese ist von entscheidender Bedeutung, um mögliche psychosexuelle Beeinträchtigungen (eventuelle körperdysmorphe Störung berücksichtigen!) auszuschließen und um festzustellen, was die tatsächlichen Erwartungen der Patientin sind und was wir mit der Operation erreichen wollen [12, 13].

Bis zu elf verschiedene Techniken der Labioplastik wurden bisher beschrieben. Das Hauptziel der Operation besteht darin, dass die Patientin danach im Stehen nur eine minimale oder keine Protrusion der kleinen Schamlippen über die großen Schamlippen mehr beobachtet. Von allen Techniken sind die lineare Exzision (Saum oder Trimmen) und die Keilexzision die am häufigsten durchgeführten, gefolgt von der Z-Plastik und der Deepithelialisierung, obwohl in der Literatur keine Technik als Goldstandard definiert ist [1, 2, 3]. Die Komplikationsraten des Eingriffs sind niedrig, nur 2–5 %, und der Zufriedenheitsgrad der Patientinnen liegt bei über 90 % [3].

Eine systematische Recherche zum Thema brachte jedoch zutage, dass es an einheitlichen Einschlusskriterien mangelt, was hauptsächlich auf das Fehlen einer universellen Klassifikation [6, 7, 14, 15] und die geringe Stichprobengröße der veröffentlichten Studien zurückzuführen ist sowie auf das Fehlen von Studien mit angemessenem Design unter Berücksichtigung der Anzahl der geringfügigen und größeren Komplikationen, mit langfristigem Nachbeobachtungszeitraum und Erfassung des Zufriedenheitsgrads mit validierten Fragebögen [1]. Das gewählte chirurgische Verfahren sollte auf der Anatomie der Vulva, den realistischen Erwartungen und den Zielen der Patientin basieren [16, 17, 18, 19].

In diesem Kapitel werden wir die bislang bekannten Techniken auf Grundlage der vorhandenen wissenschaftlichen Erkenntnisse vorstellen mit dem Ziel, den Chirurgen die für jeden Fall am besten geeignete Wahl zu erleichtern.

Chirurgische Techniken

Sucht man nach dem Ursprung der verschiedenen chirurgischen Techniken, gibt es einige erwähnenswerte Schlüsselmomente. Martincik und Malinovsky beschrieben 1971 die Resektion eines Gewebesdreiecks im posterioren Teil der kleinen Schamlippen mit Vernähung beider Ränder [20]. 1976 veröffentlichte Radman zwei Fälle von Labia-minora-Hypertrophie, bei denen er eine Labioplastik mit linearer Resektionstechnik durchführte. Dies war das erste Mal, dass das Verfahren auf medizinische Indikation hin durchgeführt wurde [21]. Der erste Artikel, der in einer amerikanischen Zeitschrift zum Thema Labioplastik veröffentlicht wurde, erschien 1978. Honoré et al. stellten zwei Fälle von beidseitiger Verlängerung der kleinen Schamlippen vor, bei denen wegen Beschwerden der Patientinnen in diesem Bereich eine chirurgische Resektion durchgeführt wurde, [22]. Hodgkinson und Hait führten 1984 erstmals die Direkttechnik mit Beschreibung der plastischen Chirurgie zu ästhetischen Zwecken durch; sie verwiesen erstmals auf die Bedeutung des Einflusses der Medien und der Bildkultur auf die Wahrnehmung der „idealen" Vulva [23].

Eine wichtige Veränderung in der Herangehensweise an die Hypertrophie der kleinen Schamlippen erfolgte 1998, als Alter die neue chirurgische Technik der Keilresektion beschrieb, die als Modell für künftige Modifikationen diente [24].

Das Hauptziel jeder chirurgischen Technik besteht darin, die Funktionalität der Anatomie bei bestmöglichem ästhetischem Ergebnis zu erhalten. Zu den Techniken gibt es mehrere systematische Übersichtsartikel.

Motakef et al. stellten 2015 die Ergebnisse ihrer Analyse einer Auswahl von 19 Artikeln aus 247 Publikationen vor. Sie bewerteten 16 retrospektive Studien und 3 klinische Fälle und untersuchten, basierend auf ihrer Hypertrophie-Klassifikation, 7 chirurgische Techniken (direkte Exzision, Deepithelialisierung, Keil-, W-Technik, Composite-Technik, Z-Plastik und Laser) und fanden eine Zufriedenheitsrate von 94–100 % und eine sehr niedrige Komplikationsrate, wobei die häufigste Komplikation mit 4,7 % die Nahtdehiszenz war. Sie kamen zu dem Schluss, dass die Labioplastik ein sicheres Verfahren mit einer hohen Zufriedenheitsrate ist, und empfahlen randomisierte Studien mit einheitlichen Kriterien für die Klassifikation der Hypertrophie, um die Techniken miteinander vergleichbar zu machen und geeignete Auswahlkriterien festlegen zu können [25, 26].

Im selben Jahr veröffentlichten Oranges et al. eine Übersicht über 8 Techniken (Composite-Labioplastik, Keil, Deepithelialisierung, direkte Exzision, Laser, individuell angepasste Kolben, W-Technik und Fenestrierung mit Lappenverschiebung). Ursprünglich wurden 64 Artikel identifiziert und 38 Studien – 29 retrospektive Studien und 9 Fallberichte – ausgewählt. Die Zufriedenheitsrate überstieg 90 %, und eine Komplikationsrate von 6,7 % wurde berichtet. Die Autoren kamen zu dem Schluss, dass die 8 analysierten Techniken gute Ergebnisse mit geringer Morbidität und einem hohen Grad an Patientinnenzufriedenheit zeigten [2].

Özer et al. veröffentlichten 2018 [1] eine Übersicht über Labioplastik-Techniken, die auch die Gründe der Patientinnen für einen solchen Eingriff und die ethischen Überlegungen dazu berücksichtigte. Sie analysierten die 11 Techniken der Labioplastik mit Ergebnissen und Komplikationen zu jeder einzelnen Technik. Sie teilten die Techniken in drei Gruppen ein (Saumresektion oder direkte lineare Resektion, Keilresektion und zentrale Resektion), abhängig von Ort und Form des Schnitts und dem zu erhaltenden Labialgewebe (Abb. 5.1, 5.2, 5.3, 5.4, 5.5 und 5.6).

Die Saum- oder Trim-Technik [27] besteht in der Resektion des Überschusses der hypertrophen Labia und ihres Saums und kann durch einen linearen Schnitt (Abb. 5.1a) durchgeführt werden, der der Krümmung der Lippe folgt [28], durch einen verlängerten S-förmigen Schnitt (Abb. 5.1b) [29], der darauf abzielt, die

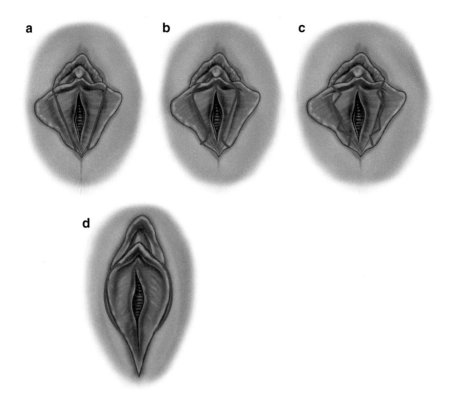

Abb. 5.1 Lineare Resektionstechnik (**a–c**) präoperativ, (**d**) postoperativ

Narbe zu verlängern und so die Spannung zu reduzieren, oder durch einen W-förmigen Schnitt [30], der abwechselnd auf der inneren und äußeren Fläche der Lippe durchgeführt wird mit der Absicht, die Narbenbildung leichter anzupassen (Abb. 5.1c). Eine Variante davon ist die Z-Plastik-Technik (Abb. 5.3), die in der plastischen Chirurgie weit verbreitet ist, mit der Absicht, die Länge der Narbe zu reduzieren [2]. Bei dieser Art von Operation ist es unerlässlich, die Hart'sche Linie auf der Innenseite der Labia minora zu erhalten und mindestens 0,5–1 cm als Sicherheitsabstand zu belassen [3].

Die Keilresektionstechnik (Keilresektion) ist zusammen mit der linearen Technik die am häufigsten verwendete Technik. Dazu gibt es mehrere Modifikationen mit dem Ziel, das ästhetische Ergebnis zu verbessern (Erhaltung der Form und des Saums der Labia minora) sowie das funktionelle, unter Berücksichtigung des am stärksten von Hypertrophie betroffenen labialen Bereichs (laut Klassifikation) [7] und seiner Vaskularisation (zentrale, obere und untere Labialarterie), um den zentralen Keil, posterior oder anterior, zu formen [1, 3]. Der zentrale Keil, beschrieben von Alter [24], sowie die übrigen Varianten können mit Erhalt der Hauptvaskularisation durchgeführt werden [24, 30, 31] (Abb. 5.2). Um die Länge der Narbe

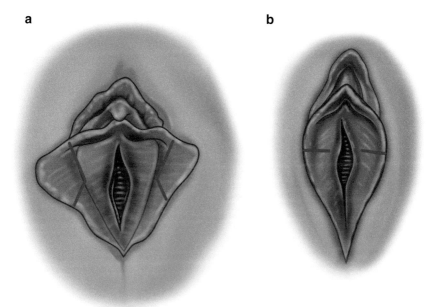

Abb. 5.2 Zentraler Keil nach Alter (1998) (**a**) präoperativ, (**b**) postoperativ

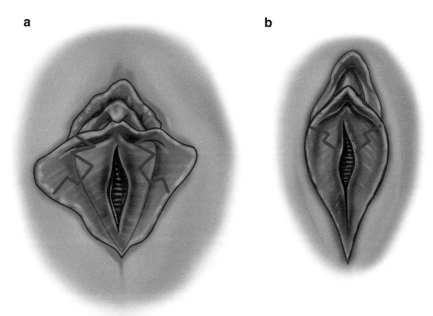

Abb. 5.3 Giraldo et al.'s Z-Plastik (**a**) Präoperativ (**b**) Postoperativ

a   b

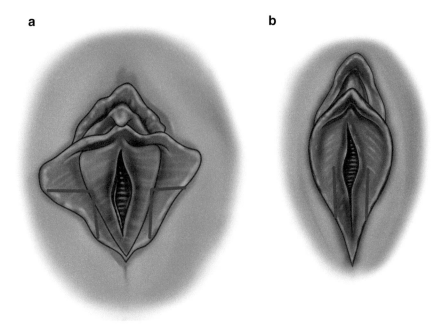

Abb. 5.4 Rouzier und Kelishadis hinterer Keil (**a**) Präoperativ (**b**) Postoperativ

zu reduzieren und Retraktionen zu vermeiden, führen Giraldo et al. eine Z-Plastik bei 90° durch (Abb. 5.3) [32]. Weitere chirurgische Varianten (Abb. 5.4) sind die Formung eines posterioren Keils mit der von Rouzier und Kelishadi gezeigten Technik [33, 34] sowie die untere Keilresektion mit Rekonstruktion des Stiels des oberen Lappens, beschrieben von Munhoz [35]. Die dritte Gruppe von Techniken verfolgt das Ziel, die ursprüngliche Pigmentierung, Kontur und Textur der Labia minora durch Deepithelialisierung zu erhalten. Dieses Verfahren, beschrieben von Choi et al., besteht darin, ein zentrales Dreieck auf der inneren und äußeren Fläche der Labia minora zu identifizieren und dort das epidermale Gewebe zu entfernen; leider werden in der Literatur hohe Raten von Dehiszenzen berichtet, und die Technik wird von vielen Chirurgen nicht mehr angewendet [36] (Abb. 5.5 und 5.6). Bei der Fenestrierung wiederum, wie von Ostrzenski et al. vorgeschlagen, wird das hypertrophe Gewebe nach der Form eines Fahrradhelms entfernt [37].

Die Verwendung von Lasertechnologie zur Exzision von hypertrophem Gewebe der Labia minora hat in den letzten Jahren aufgrund ihrer Vorteile zugenommen. Pardo et al. berichteten im Jahr 2006 [38] und Smarrito im Jahr 2014 [39] über eine Serie von 55 bzw. 231 Fällen, die mit Laser operiert wurden, mit effektiven und sicheren Ergebnissen. Im Jahr 2018 erzielten Gonzalez et al. in einer vergleichenden Studie zu Labioplastik mit verschiedenen Arten von CO_2-Laser-Pulsen positive histopathologische Ergebnisse [40].

Bei der Auswahl einer Labioplastik-Technik wären spezifische Kriterien hilfreich. Dazu veröffentlichten Ellsworth et al. [41] einen Entscheidungsalgorithmus,

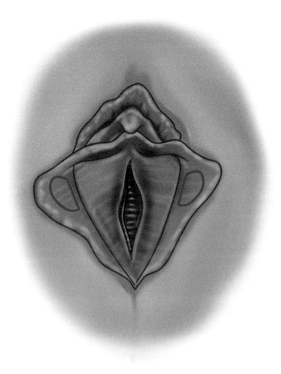

Abb. 5.5 „Fahrradhelm" nach Ostrzenski et al. (2014)

der je nach Art der Hypertrophie und Wunsch der Patientin nach Erhaltung des Saums der Labia minora die Wahl zwischen linearer Technik, Keiltechnik oder Deepithelialisierung ermöglicht. Dieser Algorithmus basiert auf der Klassifikation von Franco, die 2015 von González et al. modifiziert wurde, wobei Letztere aus unserer Sicht eine vollständigere und anatomisch eindeutigere Differenzierung der Grade und Arten der Hypertrophie der Labia minora bietet [1, 7]. Es wurde jedoch kein anderes System zur Auswahl der Art der Labioplastik veröffentlicht; die gewählte Technik variiert je nach den Erfahrungen und Vorlieben des Chirurgen [1].

In dem Review von Özer et al. aus dem Jahr 2018 [1] wird die Analyse der Ergebnisse mehrerer Studien vorgestellt, die eine große Heterogenität in der Stichprobengröße, im Nachbeobachtungszeitraum und bezüglich der Auswertungskriterien sowie nur einen geringen Evidenzgrad aufweisen. Özer et al. kamen zu dem Schluss, dass die erzielten Ergebnisse im Allgemeinen nicht evidenzbasiert sind und für eine korrekte Analyse standardisierte Fragebögen zur Patientinnenzufriedenheit erforderlich sind. Die berichteten Komplikationen sind gering, in der Regel Blutungen, Schmerzen, Hämatome und Dehiszenz der chirurgischen Wunde, und es gibt in diesem Review vier Studien, in denen dies nicht thematisiert wird. Die meisten Komplikationen verschwanden spontan. Schwere Komplikationen erforderten

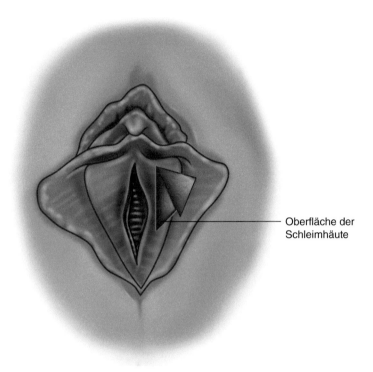

Oberfläche der
Schleimhäute

Abb. 5.6 Deepithelialisierung nach Choi et al. (2000)

in vier Studien eine Revision der Operation, und sexuelle Probleme wurden in drei Studien beschrieben. Die schwerste Komplikation, dieauftreten kann, nämlich die Amputation der Labia minora mit physischen, sexuellen und psychologischen Folgen, wurde in keiner der überprüften Studien berichtet [1]. Elf der 16 analysierten Studien berichteten über hohe Zufriedenheitsraten während der Nachbeobachtung, was jedoch nicht durch validierte Fragebögen bewertet wurde [1]. Die Ergebnisse der Überprüfung zeigten insgesamt eine Verbesserung der Sensibilität und Sexualität nach der Operation. Alle Studien im Review verfügten jedoch über eine geringe Stichprobengröße und nur wenige berichteten über Komplikationsraten, bewerteten die Zufriedenheit oder führten eine Nachbeobachtung durch, um mittel- und langfristige Ergebnisse zu analysieren. Diese Einschränkungen verhindern validierte Schlussfolgerungen, und wir empfehlen die Verwendung von prä- und postoperativen Fragebögen, die spezifisch auf diese Art von Operation ausgerichtet sind, wie die GAS-, COPS- und COPS-L-Skalen [13, 42, 43, 44].

Wie bereits erwähnt, sind von allen in der Literatur zur Labioplastik beschriebenen Techniken die lineare Resektionstechnik (Saum- oder Trim-Resektion) und die Keilresektionstechnik mit ihren zentralen, unteren und oberen Varianten am

häufigsten angewandt. Wir werden die beiden Techniken im Folgenden kurz beschreiben.

Lineare Resektionstechnik

Hierbei handelt es sich mit 52,7 % um die am häufigsten verwendeteTechnik, und
zwar in ihrer kurvenförmigen Variante [45], da die meisten Frauen, die eine Reduktion der kleinen Schamlippen wünschen, den hyperpigmentierten Saum der
kleinen Schamlippen entfernen lassen möchten, um ein natürliches Aussehen zu
erzielen [46]. Dieser Eingriff führt zu weniger Komplikationen bei der Wundheilung, kann aber manchmal zu Schmerzen bei der Wundretraktion und zu Dyspareunie führen [15]. Die Heilung verläuft, wie bei den meisten Techniken auch, in
der Regel normal, und 6 Monate nach der Operation ist nichts mehr zu sehen und
zu spüren. Obwohl diese OP in der Regel mit klassischen Schneidinstrumenten
(Skalpell, Schere, elektrochirurgische Instrumente usw.) durchgeführt wird, werden in der Literatur Vorteile in Bezug auf Sicherheit, Wirksamkeit sowie funktionelle und ästhetische Ergebnisse beschrieben, wenn Laser und Radiofrequenz verwendet werden [38, 40, 47].

Die chirurgische Technik selbst beginnt mit der korrekten Markierung der Inzisionslinien mit einem chirurgischen Hautmarker seitlich und unterhalb des Frenulums (ca. 1–1,5 cm Sicherheitsabstand), absteigend auf der Innenseite bis hinauf
zum Vestibulum, wobei immer die Hart'sche Linie als innerer Sicherheitsabstand
belassen wird, um eine übermäßige Resektion des Labialgewebes sowie Narben-
retraktionen oder sogar eine Amputation der kleinen Schamlippen zu vermeiden.
Auf der Außenseite der Schamlippen reicht die Inzisionslinie, ebenfalls kreisför-
mig, vom Apex der Schamlippen bis zur unteren Insertion, wobei ebenfalls etwa
1,5 cm Sicherheitsabstand zur Interlabialfalte belassen wird, die sich zwischen
den großen und den kleinen Schamlippen befindet. Auf der Gegenseite wird bei
symmetrischer Hypertrophie das Design spiegelverkehrt reproduziert; bei asymmetrischer Hypertrophie wird man versuchen, das bestmögliche anatomische,
funktionelle und ästhetische Ergebnis zu erreichen. Ziel ist es, bei der Exzision so
konservativ wie möglich vorzugehen. Die Technik bietet verschiedene Varianten,
abhängig von der Menge des hypertrophen Gewebes, das entfernt werden soll [15]
(Abb. 5.7).

Der chirurgische Schnitt wird entlang der markierten Linien geführt. Dabei
platziert man das Schneidinstrument so senkrecht wie möglich zum Gewebe.
Wenn aufgrund der Labialdicke ein großes Gewebsvolumen entfernt werden
muss, kann der Schnitt im zentralen Bereich der Schamlippen angewinkelt werden, um die Adhäsion der Labialränder zu begünstigen. Sehr sorgfältig ist dabei
bei der Entfernung eventueller „Hundeohren" vorzugehen, die als überschüssiges Gewebe seitlich am Frenulum auftreten können, häufig im Zusammenhang

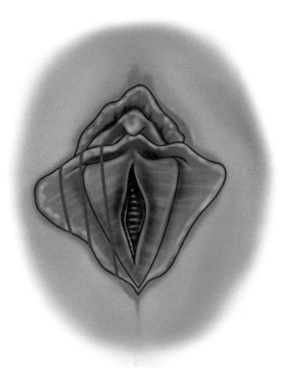

Abb. 5.7 Unterschiedliche Inzisionslinien, je nach Menge des zu entfernenden hypertrophen Gewebes

mit anatomischen Varianten der Klitorisvorhaut. Nach angemessener Hämostase kann der Verschluss der Wunde auf verschiedene Weisen erfolgen; bis heute gibt es keine standardisierte Nahttechnik und/oder Art des Nahtmaterials [1, 2, 3, 25]. Im Allgemeinen wird eine mehrschichtige Naht ausgeführt, mit losen Stichen, im subkutanen Gewebe mit absorbierbarem Monofilament 4 oder 5-0. Diese Art von Naht hält länger als Multifilament-Nähte und sorgt für die für eine ordnungsgemäße Heilung notwendige Adhäsion. Für die letzte Schicht werden in der Regel lose Stiche mit absorbierbaren Multifilament-Nähten verwendet, in der Regel mit schnell absorbierendem Polyglactin 4 oder 5-0, das die Ränder sehr effektiv verbinden kann. Unabhängig von der Art der Nähte, Stiche und Schichten müssen wir darauf achten, Totraum zu vermeiden, um Abszesse und Hämatome zu verhindern, nicht zu viel Spannung im genähten Bereich aufzubauen, um Nekrosen zu vermeiden, und die Ränder korrekt zu justieren, um zu vermeiden, dass die Haut in den subkutanen Bereich gezogen wird und Inklusionszysten entstehen. Im Allgemeinen wird empfohlen, in der obersten Schicht keine fortlaufende Naht zu setzen, um Vorwölbungen am Labialsaum zu vermeiden. Viele Chirurgen führen in der letzten Schicht eine intradermale Naht durch, um die Nahtlinie zu verbergen und das ästhetische Aussehen der Narbe zu verbessern [1, 2, 3, 15, 47].

Keilresektionstechnik

Diese chirurgische Technik ist aktuell mit 36 % die am zweithäufigsten durchgeführte [45]. Sie ist indiziert bei Patientinnen, die eine Hypertrophie der kleinen
Schamlippen mit dominantem Zentrum aufweisen und die die Pigmentierung
sowie das natürliche Aussehen des Schamlippensaums beibehalten möchten. Die
Keilresektion ermöglicht es, die Größe der Schamlippen proportional zu reduzieren, wobei morphologische Struktur und natürliche Färbung erhalten bleiben. Sie
besteht aus der Exzision eines keilförmigen Gewebeabschnitts mit Basis außen
und Scheitelpunkt innen.

Ein aktueller chirurgischer Trend besteht darin, das subkutane Gewebe der zu
entfernenden Schamlippenanteile zu erhalten (Abb. 5.8), um das neurovaskuläre
Bündel der submukosalen Region zu schützen. Einige Autoren bewerten diese
Technik bei dünneren Schamlippen als effektiver als bei dickeren. Zusammenfassend besteht die Idee darin, die Mukosaresektion so anzupassen, dass sie den kleinen Schamlippen mit großer Hypertrophie Form gibt [1, 15].

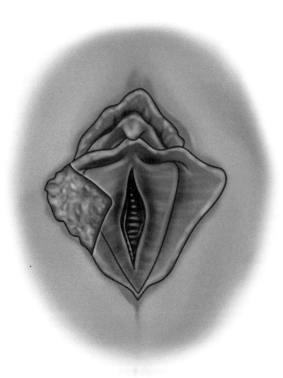

Abb. 5.8 Vollständige Keilresektion mit Erhalt des neurovaskulären Bündels [15]

Charalambous et al. beschrieben 2015 die vaskuläre Anatomie der kleinen Schamlippen, die hauptsächlich von der Arteria pudenda interna abhängig ist. Sie identifizierten eine zentrale Arterie, die wichtigste, mit einem Ast, der entlang der vorderen Grenze verläuft, sowie eine kleinere oberhalb verlaufende Arterie und zwei posteriore Arterien [48]. Es ist wichtig, die vaskuläre Versorgung zu kennen, wenn man den chirurgischen Eingriff plant, insbesondere wenn die Keiltechnik und ihre Varianten oder die lineare Resektionstechnik zur Anwendung kommen sollen. Nur so lassen sich Gewebeischämien mit entsprechender Nekrose und Dehiszenz von Lappen oder der chirurgischen Wunde vermeiden.

Was die chirurgische Technik selbst betrifft, so beginnt sie mit einem exakten Aufzeichnen der Inzisionslinien mittels chirurgischem Marker. Form, Größe und Position der Inzisionsränder sind von entscheidender Bedeutung, um die erwünschten Ergebnisse zu erzielen und Komplikationen zu vermeiden, die bei dieser Art von Technik auch meist gering sind, wobei das häufigere Vorkommen von Dehiszenzen der Nahtlinie hervorzuheben ist [1, 2, 3]. Die Linien werden auf beiden Schamlippenseiten eingezeichnet, wobei ein Sicherheitsabstand von 0,5 cm vom Meatus urethrae auf der Innenseite der kleinen Schamlippen eingehalten wird, um mögliche Veränderungen im Harnfluss im Zusammenhang mit abnormaler Narbenbildung zu vermeiden. Im Allgemeinen und abhängig von der Art der Hypertrophie der kleinen Schamlippen wird der Keil so zentral wie möglich auf die dickste Stelle der Schamlippen so weit wie möglich nach vorn gesetzt, um die vaskuläre Versorgung im Rest der Schamlippen zu erhalten. Viele Autoren bevorzugen aus diesem Grund anteriore Keile [15, 48].

Die Inzision kann mit den bei der linearen Technik beschriebenen Instrumenten durchgeführt werden. Bei Verwendung elektrischer Geräte sollten solche bevorzugt werden, die den geringsten lateralen thermischen Schaden verursachen und eine gute Heilung versprechen. Der CO_2-Laser hat histopathologische Vorteile gegenüber dem Rest gezeigt [40]. Sobald der prominente Teil der Schamlippen reseziert und insbesondere bei dünnen Schamlippen so weit wie möglich deepithelialisiert wurde und die Hämostase erreicht ist, wird die chirurgische Wunde innen und außen getrennt verschlossen. Es werden die gleichen resorbierbaren Nähte verwendet wie oben beschrieben (5-0 Monofilament), wobei die erste submuköse Nahtlinie besonders wichtig ist, die die oberen und unteren Lappen der Keilbasis auf beiden Seiten verbindet. Es handelt sich um einen submukösen Stich, ggf. einen Matratzenstich, der so gesetzt wird, dass die transversale Nahtlinie in der chirurgischen Wunde aufrechterhalten werden kann. Darüber hinaus hilft dieser erste Stich, die Bildung von Kerben oder Vorsprüngen im Apex der Lappen zu verhindern. Anschließend wird die Submukosa in mehreren Schichten und mit losen Stichen vernäht, um die oberen und unteren Lappen auf ihrer medialen und lateralen Seite anzunähern. Schließlich werden die Hautkanten mit mehreren losen Stichen ohne Spannung mit resorbierbaren Nähten (Monofilament oder schnell absorbierendes Polydiaxon 5-0) genäht [15, 49].

Wie bei allen beschriebenen Labioplastik-Techniken ist der Anteil der Komplikationen sehr gering, und die meisten davon sind geringfügig. Bei der Keiltechnik spielt die Wunddehiszenz eine größere Rolle als bei der linearen

Resektion, insbesondere bei Raucherinnen. Um diese Komplikation zu vermeiden, sollte der Keil so klein wie möglich gehalten werden, um die Spannung zu reduzieren, und das Gewebe sollte so weit vorne wie möglich reseziert werden (vorderer Keil), um eine Läsion der zentralen Arterie der kleinen Schamlippen zu vermeiden [15].

Zusammenfassend bedeutet die aktuell wachsende Nachfrage nach ästhetischer Intimchirurgie, dass wir die verfügbaren Techniken zur Behandlung von Labia-minora-Hypertrophie aktualisieren müssen. Bis heute wurde in der Literatur keine Goldstandard-Technik beschrieben; allerdings sind alle Techniken sicher, erzielen hohe Patientinnenzufriedenheitsraten und einen geringen Prozentsatz an Komplikationen. Es gibt nicht einmal ein Standardkriterium für den Einsatz von Schneidinstrumenten, Nahtarten, -formen und Nahtmaterial. Ebenso sind die Empfehlungen zur postoperativen Pflege nicht einheitlich. Die bislang veröffentlichten Studien zeigen eine große Heterogenität in Bezug auf die Anzahl der inkludierten Personen, die Art der Technik, die Zufriedenheitskriterien, die Zahl der beschriebenen Komplikationen und die anschließende Kontrolle. Wenn wir eine Technik als Goldstandard implementieren wollen, die die anatomische Integrität und die Funktionalität des Genitalbereichs so weit wie möglich wahrt und die besten ästhetischen Ergebnisse bringt, müssen wir qualitativ hochwertige Vergleichsstudien konzipieren, mit validierten Fragebögen und langfristigem Follow-up, die Schlussfolgerungen mit einem ausreichenden Grad an wissenschaftlicher Evidenz ermöglichen [1, 2, 3, 14, 15, 25, 49].

Literatur

1. Özer M, Mortimore I, Jansma EP, Mullender MG. Labiaplasty: motivation, techniques and ethics. Nat Rev Urol. 2018;15(3):175–89.
2. Orange CM, Sisti A, Giovanni S. Labia minora reduction techniques: a comprehensive literature review. Aesthet Surg J. 2015;35(4):419–31.
3. Willis RH, Wong CS, Patel BC. Labiaplasty labia minora reduction. StatPearls Publishing LLC; 2020. Last UpDate: February 10, 2020. Bookshelf ID: NBK448086. PMID: 28846226.
4. Hagisawa S, Arisaka O. Effect of excess estrogen on breast and external genitalia development in growth hormone deficiency. J Pediatr Adolesc Gynecol. 2012;25:61–3.
5. Elective female genital cosmetic surgery: ACOG Committee Opinion, Number 795. Obstet Gynecol. 2020;135(1):e36–42. https://doi.org/10.1097/AOG.0000000000003616.
6. Chang P, Salisbury MA, Narsete T, Buckspan R, Derrick D, Ersek RA. Vaginal labiaplasty: defense of the simple "clip and snip" and a new classification system. Aesthet Plast Surg. 2013;37:887–91.
7. Gonzalez PI. Classification of hypertrophy of labia minora: consideration of a multiple component approach. Surg Technol Int. 2015;27:191–4.
8. Miklos JR, Moore RD. Labiaplasty of the labia minora: patients' indications for pursuing surgery. J Sex Med. 2008;5:1492–5.
9. Zwier S. "What motivates her": motivations for considering labial reduction surgery as recounted on women's online communities and surgeons' websites. Sex Med. 2014;2:16–23.
10. Hamori CA. Aesthetic surgery of the female genitalia: labiaplasty and beyond. Plast Reconstr Surg. 2014;134:661–73.

11. Sorice SC, Li AY, Canales FL, Furnas HJ. Why women request labiaplasty. Plast Reconstr Surg. 2017;139:856–63.
12. Moran C, Lee C. What's normal? Influencing women's perceptions of normal genitalia: an experiment involving exposure to modified and non modified images. BJOG. 2014;121:761–6.
13. Veale D, Eshkevari E, Ellison N, et al. Psychological characteristics and motivation of women seeking labiaplasty. Psychol Med. 2014;44:555–6.
14. Triana L, Robledo AM. Aesthetic surgery of female external genitalia. Aesthet Surg J. 2015;35(2):165–77.
15. Hamori CA, Banwell PE, Alinsod R. Female cosmetic genital surgery. Concept, classification and techniques. Spanish edition. Venezuela: AMOLCA, Actualidades Médicas CA; 2019.
16. Clerico C, Lari A, Mojallal A, Boucher F. Anatomy and aesthetics of labia minora: the ideal vulva? Aesthet Plast Surg. 2017;41(3):714–9.
17. Triana L. Commentary on Anatomy and aesthetics of the labia minora; the ideal vulva? Aesthet Plast Surg. 2017;41(4):993–4.
18. Ouar N, Gillier D, Moris V, Revol M, Francois C, Cristofaris S. Postoperative complications of labia minora reduction. Comparative study between wedge and edge resection. Ann Chir Plast Esthet. 2017;62(3):219, 223.
19. Sharp G, Tiggermann M, Mattiske J. Reply: Psychological outcomes of labiaplasty: a prospective study. Plast Reconstr Surg. 2017;140(3):507e–8e.
20. Martincik J, Malinovsky L. Surgical treatment of the hypertrophy of the labia minora. Cesk Gynekol. 1971;36:216–7. (article in Czech)
21. Radman HM. Hypertrophy of labia minora. Obstet Gynecol. 1976;48(1 Suppl):78s–9s.
22. Honoré LH, O'Hara KE. Benign enlargement of labia minora: report of two cases. Eur J Obstet Gynecol Reprod Biol. 1978;8(2):61–4.
23. Hodgkinson DJ, Hait G. Aesthetic vaginal labioplasty. Plast Reconstr Surg. 1984;74:314–416.
24. Alter GJ. A new technique for aesthetic labia minora reduction. Ann Plast Surg. 1998;40:287–90.
25. Motakef S, Rodriguez-Feliz J, Chung MT, Ingargiola MJ, Wong VW, Patel A. Vaginal labiaplasty: a systematic review, simplified classification system, and standardized practice guidelines. Plast Reconstr Surg. 2014;134:125–6.
26. Motakef S, Rodriguez-Feliz J, Chung MT, Ingargiola MJ, Wong VW, Patel A. Vaginal labiaplasty: current practices and a simplified classification system for labial protusion. Plast Reconstr Surg. 2015;135:774–85.
27. Furnas HJ. Trim labiaplasty. Plast Reconstr Surg Glob Open. 2017;5(5):e1349–54.
28. Chavis WM, LaFeria JJ, Niccolini R. Plastic repair of elongated, hypertrophic labia minora. A case report. J Reprod Med. 1989;34:373–5.
29. Felicio Y. Labial surgery. Aesthet Surg J. 2007;27:223–8.
30. Maas SM, Hage JJ. Functional and aesthetic labia minora reduction. Plast Reconstr Surg. 2000;105:1453–6.
31. Laufer MRG, Galvin WJ. Labia hypertrophy: a new surgical approach. Adolesc Pediatr Gynecol. 1995;8:3941.
32. Giraldo F, Gonzalez C, Haro F. Central wedge nymphectomy with 90-degree Z-plasty for aesthetic reduction of the labia minora. Plast Reconstr Surg. 2004;113:1820–5.
33. Rouzier RM, Louis-Sylvestre C, Paniel BJ, Haddad B. Hypertrophy of labia minora: experience with 163 reductions. Am J Obstet Gynecol. 2000;182:35–40.
34. Kelishadi SS, Elston J, Ran A, Tutela JP, Mizuguchi NN. Posterior wedge resection: a more aesthetic labiaplasty. Aesthet Surg J. 2013;33:847–53.
35. Munhoz AM, Filassi JR, Ricci MD, et al. Aesthetic labia minora reduction with inferior wedge resection and superior pedicle flap reconstruction. Plast Reconstr Surg. 2006;118:1237–47.

36. Choi H, Kim K. A new method for aesthetic reduction to the labia minora (the deepithelialized reduction labiaplasty). Plast Reconstr Surg. 2000;105:423–4.
37. Ostrzenski A. Fenestration labioreduction of the labium minus: a new surgical intervention concept. ISRN Obstet Gynecol. 2014;2014:671068.
38. Pardo J, Sola V, Ricci P, Guillof E. Laser labioplasty of labia minora. Int Gynaecol Obstet. 2006;93:38–43.
39. Smarrito S. Lambda laser nymphoplasty: retrospective study of 231 cases. Plast Reconstr Surg. 2014;133:231e–2e.
40. Gonzalez-Isaza P, Lotti T, Franca K, et al. Carbon dioxide with a new pulse profile and shape: a perfect tool to perform labiaplasty for functional and cosmetic purpose. Open Access Maced J Med Sci. 2018;6(1):25–7.
41. Ellsworth WA, Rizvi M, Lypka M, Gaon M, Smith B, Cohen B, Dinh T. Techniques for labia minora reduction: an algorithmic approach. Aesthet Plast Surg. 2010;34(1):105–10.
42. Veale D, Eshkevari E, Ellison N, et al. Validation of genital appearance satisfaction scale and the cosmetic procedure seeking scale women seeking labiaplasty. J Psychosom Obstet Gynaecol. 2013;34(1):46–52.
43. Veale D, Eshkevari E, Ellison N, et al. A comparison of risk factors for women seeking labiaplasty compared to those not seeking labiaplasty. Body Image. 2014;11:57–62.
44. Veale D, Naismith I, Eshkevari E, et al. Psychosexual outcome after labiaplasty: a prospective case-comparison study. Int Urogynecol J. 2014;25:831–9.
45. Mirzabeig MN, Moore JH Jr, Mericli AF, et al. Current trends in vaginal labioplasty: a survey of plastic surgeons. Ann Plast Surg. 2012;68:125–30.
46. Miklos JR, Moore RD. Postoperative cosmetic expectations for patients considering labiaplasty surgery: our experience with 550 patients. Surg Technol Int. 2011;21:170–4.
47. Alinsod R. Awake in-office Barbie labiaplasty, awake in-office labia majora plasty, awake in-office vaginoplasty, awake in-office labial revision, sutureless band reléase, awake in-office mesh excision, labia majora Pellevé. Presented at the Congress on Aesthetic vaginal Surgery. Tucson, AZ, Nov 2011.
48. Georgiou CA, Benatar M, Dumas P, et al. A cadaveric study of the arterial blood supply of the labia minora. Plast Reconstr Surg. 2015;136:167–78.
49. Lista F, Mistry BD, Singh Y, et al. The safety of aesthetic labiaplasty: a plastic surgery experience. Aesthet Surg J. 2015;35:689–95.

Kapitel 6
Indikationen und Kontraindikationen für Labioplastie

Gustavo Adolfo Parra Solano

Einführung

Wie in diesem Buch bereits mehrfach erwähnt, nimmt die Anzahl der Labioplastiken, also der „ästhetischen Eingriffe" an den äußeren weiblichen Genitalien, ständig zu. Dafür kann es mehrere Gründe geben, wie zum Beispiel:

- Früher war das Kürzen oder Entfernen der Schamhaare nicht üblich, sodass die Anatomie der Vulva nicht sichtbar war; Frauen haben ihre Genitalien nicht häufig selbst erforscht und untersucht, wahrscheinlich aufgrund von Scham und gesellschaftlichen Vorgaben. Mit der Zeit ändern sich jedoch Moden und Bräuche, die Rasur der Schamhaare wurde populär und später zur Gewohnheit, das Wissen über die Anatomie der weiblichen Genitalien mehrte sich und es gab Fortschritte bei den Frauenrechten, die dazu geführt haben, dass Frauen einen angemesseneren Platz in der Gesellschaft haben, mit mehr Selbstvertrauen und Veränderungen bei Vorlieben und Bedürfnissen.
- Nun macht es die Sichtbarkeit der Vulva (durch das Fehlen von Haaren), gepaart mit mehr Informationen im Internet (Pornografie, Bilder von Vulven usw.) für Frauen einfacher, ihre Genitalien mit öffentlich zugänglichen Abbildungen zu vergleichen. Auf diese Weise ergeben sich Vorstellungen über „Normalität/ Abnormalität" [1].

Nun möchte ich noch zwei Begriffe klären, die ich zuvor verwendet habe, nämlich „ästhetische Eingriffe" und „Normalität/Abnormalität".

G. A. P. Solano (✉)
Uroginecologia y Cirugia de Piso Pelvico, Hospital Universitario, SES Hospital de Caldas, Caldas, Colombia
E-Mail: gustavo.parra@profamilia.org.co

1. Ästhetische Eingriffe: Im Falle der Vulvovaginalchirurgie sollte der Begriff "ästhetisch" nicht ohne Kontext verwendet werden; das Ziel der Operation besteht
   darin, die Funktionalität in Verbindung mit der Ästhetik zu verbessern; nur so
   werden wir die besten Ergebnisse bei unseren Patientinnen erzielen. Ein unzureichendes Wissen über die Anatomie und Funktion verschiedener Strukturen
   führt zu Komplikationen wie Verstümmelung, Funktionsverlust, Schmerzen
   usw. Daher ist es das Ziel von Büchern wie diesem, Informationen zu vermitteln, die uns helfen, Operationen durchzuführen, die auf die Erhaltung von „Äs-
   thetik-Funktion" abzielen.
2. Normalität/Abnormalität: Dies ist ein sehr wichtiges Begriffspaar, das es zu
   klären gilt, denn es gibt keine normalen oder abnormalen Vulven. Vulven sind
   unterschiedlich, und es gibt viele Formen und Größen sowohl der kleinen als
   auch der großen Schamlippen, der Klitorisvorhaut und des Perineums. Und je
   nach Persönlichkeit, kultureller Herkunft und individuellen Bedürfnissen kann
   eine Frau mit ihrer Vulva zufrieden sein oder nicht.

Mit dieser kurzen Einführung möchte ich Aspekte benennen, die zur Entscheidung
beitragen können, für welche Patientinnen sich ein chirurgischer Eingriff (Labioplastik) eignet.

Ich möchte keine Liste von Indikationen und Kontraindikationen aufstellen; ich
möchte hier vielmehr Tools bereitstellen, die uns helfen können, die richtige Indikation für eine Labioplastik zu wählen.

Zurück zur steigenden Nachfrage nach ästhetischer Intimchirurgie. Die steigende Anzahl der Eingriffe führt dazu, dass sie auch von Praktikern ohne entsprechende Ausbildung durchgeführt werden. Mit der offensichtlichen Konsequenz
des „Tuns ohne zu wissen, wie man es tut" komme ich zurück zum Konzept der
Durchführung von „ästhetisch-funktionellen" Eingriffen; um eine erfolgreiche
Labioplastik durchzuführen, müssen wir zuerst die Anatomie der Region kennen;
dazu gehören a) die Kenntnis der nervalen Versorgung der Vulva; b) das Wissen,
dass es vier Gefäßäste der Vulva gibt (Arterie C, P1, P2 und A) und wie diese in
den kleinen Schamlippen verlaufen [2]; und c) das Wissen um die anatomischen
Variationen der Vulva. Zweitens müssen wir die verschiedenen Techniken der Labioplastik kennen. Drittens müssen wir das Material und die Instrumente kennen,
die verwendet werden, die besten Nahtverläufe und -typen und welche sich am
besten eignen (geflochten vs. Monofilament), wir müssen Bescheid wissen über
die Verwendung von fortlaufenden und nicht fortlaufenden Nähten, die Spannung
der Nahtknoten, das Gewebemanagement, geeignete Instrumente für den Einsatz
usw. Viertens brauchen wir eine Ausbildung durch erfahrene Spezialisten, denn
nur so erwerben wir das Wissen und die Fertigkeiten, die unsere Eingriffe erfolgreich machen. Fünftens müssen wir Bescheid wissen über mögliche Komplikationen, Wundheilungszeiten, postoperative Symptome und Empfehlungen usw. All
das trägt zu einem umfassenden Patientinnenmanagement bei.

Wichtig ist in jedem Fall die Anwendung der Prinzipien der Medizinethik: für
die Patientinnen zu sorgen und ihnen nicht zu schaden. Das Prinzip der Fürsorge
besteht darin, dass der Arzt, der den Eingriff durchführt, damit vertraut ist, die

verschiedenen Techniken kennt und die Anatomie der zu behandelnden Region erkennt. Das Prinzip der Nicht-Schädigung bedeutet, dass wir der Patientin keinen Schaden zufügen sollten; es gibt Studien, die zeigen, dass das Schneiden der kleinen Schamlippen die Sensibilität der Region nicht beeinträchtigt. Die Einhaltung dieser beiden Prinzipien gibt uns eine erste Indikation für die Behandlung einer Patientin. Mit der Vernachlässigung des Prinzips der Fürsorge wird grundsätzlich auch das Prinzip der Nicht-Schädigung missachtet; mit anderen Worten: „Ich weiß, dass das Schneiden der kleinen Schamlippen die Sensibilität nicht beeinträchtigt, also kann ich es tun. Aber ich kenne die Techniken/die anatomischen Gegebenheiten nicht, und wenn ich diesen Schnitt mache, ist es wahrscheinlich, dass ich die Funktionalität der Region verändere. Damit verletze ich beide Prinzipien." Welcher Spezialist wäre am besten qualifiziert, diese Operation durchzuführen? Ich würde meinen, dass ein Gynäkologe, ein Urologe oder ein plastischer Chirurg mit Kenntnissen in Anatomie und Beckenchirurgie mit der spezifischen Anatomie vertraut sein sollte [34]. Unzureichende Kenntnisse halte ich definitiv für eine Kontraindikation für eine Labioplastik. Auch eine körperdysmorphe Störung kann eine relative Kontraindikation für eine Labioplastik sein. Sie verursacht erheblichen Stress bei der betroffenen Person und kann ihre soziale, berufliche, akademische oder andere funktionelle Performance beeinträchtigen. Betroffene können repetitive Verhaltensweisen entwickeln, wie z.B. in den Spiegel schauen, den ungeliebten Bereich mit dem anderer vergleichen usw. Als Reaktion auf die Bedenken hinsichtlich ihres Aussehens kann dann der Wunsch nach einer Labioplastik entstehen.

Wie bereits erwähnt, kann sich die Patientin übertriebene Sorgen um einen nicht oder kaum sichtbaren Defekt machen. Falls die Patientin eine anatomische Variante hat, die für eine ästhetisch-funktionelle Korrektur infrage kommt, und bei uns der starke Verdacht einer körperdysmorphen Störung aufkommt, sollten wir vor der Operation eine multidisziplinäre Behandlung einleiten (Psychiatrie und Psychologie). Oft verzichtet die Patientin im Zuge der Therapie der zugrunde liegenden Krankheit auf die Operation, weil sie ihr Aussehen nicht mehr als „unschön" empfindet.

Vor meinen weiteren Ausführungen möchte ich noch auf die Definition von Gesundheit nach der Weltgesundheitsorganisation (WHO) eingehen: „*Gesundheit ist der Zustand des vollständigen körperlichen, geistigen und sozialen Wohlbefindens und nicht nur das Freisein von Krankheit oder Gebrechen.*" Das Zitat stammt aus der Präambel der Verfassung der Weltgesundheitsorganisation, die auf der Internationalen Gesundheitskonferenz vom 19. Juni bis 22. Juli 1946 in New York angenommen und am 22. Juli 1946 von den Vertretern von 61 Staaten unterzeichnet wurde (offizielle Aufzeichnungen der Weltgesundheitsorganisation, Nr. 2, S. 100). Diese Definition trat am 7. April 1948 in Kraft und wurde seither nicht geändert [5].

Ich erwähne diese Definition deshalb, weil es sehr wahrscheinlich ist, dass die Beschwerden der Patientin unterschätzt werden mit dem Argument, dass Form und Aussehen ihrer Genitalien ihre Gesundheit nicht gefährden oder beeinträchtigen, weshalb kein Versuch unternommen wird, eine Lösung für ihr Unbehagen zu finden.

Dies wäre eine Indikation für eine Labioplastik: der Wunsch der Patientin nach dem Eingriff aufgrund von Beschwerden, die ihre Gesundheit und ihr Wohlbefinden beeinträchtigen.

Im Jahr 2013 veröffentlichte die Canadian Society of Obstetrics and Gynecology eine Stellungnahme, in der sie Labioplastiken für Patientinnen nicht empfahl. Es werden einige Indikationen für vulvare oder vaginale Eingriffe genannt, wie z. B. Beckenorganprolaps, postpartale perineale Narbenbildung, angeborene Fehlbildungen oder Tumoren. Im Falle von „signifikanten anatomischen Variationen" kann eine Rekonstruktion medizinisch empfohlen werden [6].

Aber was ist eine signifikante anatomische Variation? Ich denke, es ist wichtig, die Sichtweisen jeder Person zu berücksichtigen; es ist möglich, dass eine Patientin mit einer Hypertrophie III-C-S (Gonzalez-Klassifikation) ihre Anatomie nicht als störend empfindet, mit ihrem Aussehen zufrieden ist und kein Unbehagen wahrnimmt. Eine andere Patientin mit einer II-B-A Hypertrophie ist jedoch völlig unzufrieden mit ihrem Aussehen, empfindet Unbehagen und/oder es beeinträchtigt ihre Sexualität. Daher halte ich die Bezeichnung „signifikante anatomische Variation" im speziellen Fall der Labioplastik für nicht geeignet. Eine Indikation wäre dann der Wunsch der Patientin, bei einer Hypertrophie der kleinen Schamlippen einen ästhetisch-funktionellen Eingriff durchführen zu lassen,.

Aus dieser Indikation können wir eine Kontraindikation ableiten: Es muss immer die Patientin selbst sein, die den Eingriff wünscht und anfordert, weil diese anatomische Variante nach ihrem Empfinden ihre Lebensqualität beeinträchtigt. Es gibt jedoch Fälle, in denen der Eingriff vom Partner der Patientin gewünscht wird, da er derjenige ist, der meint, dass seine Partnerin keine „normalen" Genitalien habe. Es ist auch notwendig, Fälle von sexueller Ausbeutung zu untersuchen und zu vermuten.

Eine Kontraindikation wäre die Unwilligkeit oder der Zwang der Patientin, den Eingriff durchführen zu lassen.

Wenn wir nun die Gründe bewerten, warum eine Patientin eine Labioplastik durchführen lassen möchte, wird auf den Websites von Chirurgen „körperliches Unbehagen in Verbindung mit Hypertrophie" am häufigsten genannt. In einer Studie [7] wurden die Gründe, die Frauen in Online-Communities (Foren) angaben, bewertet und damit verglichen. Das häufigste Argument, das die Frauen in den Foren für diesen Eingriff nannten, war Unbehagen oder emotionales Unbehagen (71 %), verbunden mit einem Gefühl von „monströsem" Aussehen oder Abneigung gegen ihr Aussehen, mit sozialer Scham, Angst oder Sorge vor der Reaktion des Partners beim Geschlechtsverkehr. Zweitens geht es um die Linderung von funktionellem Unbehagen wie Unbehagen beim Tragen enger Kleidung, Schmerzen beim Geschlechtsverkehr, Beeinträchtigung oder Schmerzen beim Fahrradfahren oder Tanzen. Ein drittes Argument ist die emotionale Erleichterung durch die Operation, die ein Gefühl von Normalität, ein attraktiveres Aussehen und verbesserte Empfindungen während des Geschlechtsverkehrs verleiht. Schließlich wurden mit einer geringeren Häufigkeit (7,5 %) die funktionelle Verbesserung, die Verbesserung der Hygiene und die Verringerung der Reibung durch Kleidung genannt.

Auf den Websites der Chirurgen wurde also zu 98 % das emotionale Unbeha-gen als Grund für die Konsultation der Frauen genannt, im Vergleich zu nur 71 % in den einschlägigen Foren; auch in puncto funktionelles Unbehagen nannten die Websites eine Inzidenz von 90 % vs. 52,5 %, mit statistisch signifikanten Unter-schieden, was darauf hinweist, dass die Gründe auf den Websites nicht wirklich den Hauptargumenten der Patientinnen entsprechen.

Bei einer gynäkologischen Konsultation ist es unethisch, die Patientin zu einem ästhetisch-funktionellen Eingriff zu drängen; wir können nur Informationen lie-fern, wenn die Patientin danach fragt. Bedenken Sie stets, dass Vulven nicht "nor-mal" oder "abnormal" sind; sie sind alle unterschiedlich und je nach Perspektive der Patientin kann sie ihre Schamlippen als „attraktiv" betrachten oder im Gegen-teil mit ihrer Vulva unzufrieden sein.

In einigen Kulturen, beispielsweise in einigen südafrikanischen, gelten lange kleine Schamlippen als sexuell attraktiv. Dort versuchen Frauen in frühen Le-bensphasen, diese durch Techniken wie Manipulation mit den Fingern oder mithilfe von Gewichten zu verlängern, um sich auf die sexuelle Initiation vorzube-reiten, weil die Länge der kleinen Schamlippen das sexuelle Vergnügen verbessern soll.

In einer anderen Studie, die die Größe der kleinen Schamlippen und deren Wahrnehmung durch die Patientinnen bewerten sollte, wurden 244 Messungen durchgeführt und eine kurze Umfrage durchgeführt, ob die Frauen ihre Schamlip-pen als normal oder abnormal betrachteten. Man fand heraus, dass 54 % der Pati-entinnen Schamlippen hatten, die (sichtbar) über die großen Schamlippen hinaus-ragten. Bemerkenswert ist, dass bei Patientinnen, die Schamlippen größer als 25 mm hatten, 66 % ihre Schamlippen als normal betrachteten; bei denjenigen, die Schamlippen zwischen 21 und 25 mm Länge hatten, betrachteten 75 % ihr Ausse-hen als normal [8].

Es ist kontraindiziert, eine Patientin zu einem ästhetisch-funktionellen Eingriff zu drängen, ohne dass sie danach gefragt hat.

In Bezug auf das Alter gilt in Kolumbien laut Gesetz 1799 vom 25. Juli 2016:

- **ARTIKEL 1. ZWECK.** Der Zweck dieses Gesetzes ist es, medizinische und kosmetische chirurgische Eingriffe für minderjährige Patienten zu verbieten und das Strafmaß für diejenigen festzulegen, die dieses Verbot missachten.
- **ARTIKEL 2. DEFINITION.** Für alle Auswirkungen des vorliegenden Geset-zes sollen ästhetische medizinische und chirurgische Eingriffe als jede Art von medizinischer oder chirurgischer Korrektur von Abweichungen der ästhetischen Norm verstanden werden, die das Ziel haben, eine größere Gesichts- und Kör-perharmonie zu erreichen, sowie medizinische Behandlungen zur Verschöne-rung und Verjüngung.
- **ARTIKEL 3. VERBOT.** Die Durchführung ästhetischer medizinischer und chi-rurgischer Eingriffe bei Patienten unter 18 Jahren ist verboten. Die Zustimmung der Eltern stellt keine gültige Ausnahme von diesem Verbot dar.
- **ARTIKEL 4. AUSNAHMEN.** Das oben genannte Verbot gilt nicht für Nasen- und Ohrchirurgie, rekonstruktive und/oder iatrogene Chirurgie anderer

Operationen, oberflächliche chemische und mechanische Peelings sowie La-
ser-Haarentfernung. Es gilt auch nicht für Operationen, die durch physische
oder psychologische Pathologien motiviert sind, die ordnungsgemäß von den jeweiligen Gesundheitsfachleuten anerkannt wurden.

In Fällen von Operationen, die durch physische oder psychologische Pathologien
motiviert sind, muss der Chirurg eine Sondergenehmigung von der jeweils zustän-
digen Gesundheitsbehörde für den Eingriff beantragen [9].

Das Verfassungsgericht hat jedoch dazu entschieden:

ERSTER GRAD - DIE BEDINGTE EXEQUIBILITÄT bezüglich der analysierten An-
klagen bzgl. Artikel 3 des Gesetzes 1799 von 2016, in dem Verständnis, dass das darin
vorgesehene Verbot nicht für Jugendliche über 14 Jahre gilt, die die intellektuelle Fähigkeit haben, mit denen, die die elterliche Autorität innehaben, über die Risiken, die mit dieser Art von Verfahren einhergehen, zu entscheiden, und mit informierter und qualifizierter
Zustimmung. [10]

Unter Berücksichtigung der oben genannten Regeln erlaubte das im Jahr 2016
verabschiedete Gesetz Minderjährigen, im Falle von rekonstruktiven Operationen
oder vorherigen iatrogenen Verfahren einen ästhetischen Eingriff durchführen zu
lassen. Mit diesem Urteil wurde erlaubt, dass Jugendliche, die älter als 14 Jahre
sind, die Entscheidung treffen können, eine ästhetische Operation durchzuführen,
solange sie die Zustimmung ihrer Eltern haben.

Dies gilt nun für Kolumbien; jedes Land hat seine eigenen Gesetze, die ästhet-
sche chirurgische Eingriffe bei Minderjährigen erlauben oder verbieten; es ist notwendig, die jeweils geltenden Gesetze zu kennen, bevor wir eine Patientin operie-
ren.

Nun möchte ich ein paar Punkte klären:

- Erstens wurde betont, dass die Labioplastik ein ästhetisch-funktionelles Ver-
  fahren ist, mit dem wir die Gesundheit der Patientin steigern wollen (denken
  Sie an die WHO-Definition von Gesundheit) [5]. Daher führen wir nicht nur
  ein ästhetisches Verfahren als einziges Ziel durch. Eine Studie von Miklos und
  Moore kam zu dem Ergebnis, dass die überwiegende Mehrheit der Patientinnen,
  die sich einer Labioplastik unterzogen, nicht die ästhetische Verbesserung als
  Hauptgrund nannte, sondern eine funktionelle Verbesserung, und fast nie gab es
  Zwang durch eine andere Person [11].
- Zweitens stellt sich die Frage: Auch wenn es gesetzlich erlaubt sein kann, ästhetische Operationen an Minderjährigen durchzuführen, inwieweit ist dies
  ethisch? Erinnern wir uns daran, dass der Beginn der Adoleszenz von einem Anstieg der Sexualhormone begleitet wird und einhergeht mit einer Reifung der
  Genitalien und Veränderungen in ihrer ursprünglichen Form. Oft beginnt die sexuelle Aktivität in dieser Lebensphase, was das Wachstum der kleinen Schamlippen begünstigen kann. Es kann „irritative" Prozesse geben wie Infektionen,
  starke Menstruation, Gebrauch von Genitalpiercings, die sowohl die Farbe als
  auch die labiale Konfiguration beeinflussen können, usw. Wenn wir eine Labioplastik durchführen, ist es wahrscheinlich, dass die genannten Faktoren in

einem weiteren Wachstum der kleinen Schamlippen resultieren und das primäre Ziel des Eingriffs folglich nicht nachhaltig erreicht wird. Daher möchte ich Sie dazu ermutigen, jeden Fall gesondert genau zu betrachten, die Bedingungen zu modifizieren, die das Verfahren beeinflussen könnten, keine Operationen bei Patientinnen durchzuführen, die sich noch in der Entwicklung befinden, und im Falle einer Entscheidung für die OP sehr deutlich zu machen, dass sich die Genitalien durch Alter, Schwangerschaft oder/und Geschlechtsverkehr wieder verändern können.

Ich empfehle, Operationen während der Adoleszenz zu vermeiden; falls Sie es doch tun müssen, müssen Sie alle notwendigen Informationen bereitstellen und der Patientin und deren Eltern erklären, dass sie als Erwachsene oder in der späten Adoleszenz eine weitere Operation benötigen könnte.

Kommen wir zu der Tatsache, dass die Labioplastik immer stärker nachgefragt wird, was es wahrscheinlich macht, dass Fachfremde das Verfahren durchführen, entweder weil die Patientin es in einer privaten Konsultation anfordert oder weil das Gesundheitssystem es so vorsieht. In der Folge kommt es zu Komplikationen, die als „verpfuschte Labioplastik" bekannt sind. Beispiele dafür können die Amputation der kleinen Schamlippen, die Desinsertion des Frenulums, Asymmetrie durch Nichtberücksichtigung der Klitorisvorhaut, Schmerzen usw. sein. In diesem Fall sollte die Patientin von jemandem operiert werden, der Kenntnisse und Erfahrung in Anatomie und weiblicher Genitalrekonstruktion hat, um die Anatomie und Funktionalität des Bereichs wiederherzustellen.

Eine klare Indikation für die Revision einer Labioplastik ist ein vorheriger fehlgeschlagener Eingriff.

Seine Grenzen zu kennen ist wichtig. Vielleicht haben wir eine Ausbildung in Labioplastik, aber nicht die notwendige Erfahrung. Oder der Fall der Patientin ist sehr komplex und erfordert chirurgische Techniken, mit denen wir nicht vertraut sind (Fetttransplantation, Lappenrotation usw.). In diesem Fall ist es die beste chirurgische Entscheidung, unsere Grenzen zu erkennen und zurückhaltend zu sein, Unterstützung durch unsere Ausbilder oder Kollegen mit mehr Erfahrung zu suchen, oder eventuell führt ein multidisziplinärer Ansatz zu besseren Ergebnissen.

Das durchgeführte Verfahren ist genauso wichtig wie die postoperative Kontrolle, in deren Rahmen wir Probleme wie Nahtdehiszenz, Hämatome, Infektionen usw. lösen können. Dies dürfen wir auf keinen Fall ignorieren; daher ist es besser, das Verfahren nicht durchzuführen, wenn die Patientin postoperativ nicht angemessen betreut werden kann.

Dann besteht eine Kontraindikation für die Labioplastik also in der Unmöglichkeit einer guten postoperativen Nachsorge.

Zusammenfassend ist es nicht möglich, Ihnen eine Liste von Indikationen und Kontraindikationen zu bieten. Die Labioplastik ist ein relativ neues Verfahren, das boomt, aber von vielen Medien und Gruppierungen diskreditiert wird, ebenso wie sie von anderen akzeptiert wird. Die richtige Entscheidungsfindung, der Respekt für die Wünsche der Patientin, die Verantwortung bei der Durchführung der

Operation, akzeptable ästhetisch-funktionelle Ergebnisse und die Berücksichtigung ethischer Aspekte werden für eine größere Akzeptanz in der Gemeinschaft und in medizinischen Fachgesellschaften für ästhetisch-funktionelle gynäkologische Chirurgie sorgen.

Literatur

1. Mowat H, McDonald K, Dobson AS, Fisher J, Kirkman M, Mowat, et al. The contribution of online content to the promotion and normalisation of female genital cosmetic surgery: a systematic review of the literature. BMC Womens Health. 2015;15:110.
2. Goodman MP. Female genital cosmetic and plastic surgery: a review. J Sex Med. 2011;8:1813–25.
3. Pauls RN, Rogers RG, Rardin CR. Should gynecologists provide cosmetic labiaplasty procedures? Am J Obstet Gynecol. 2014;211(3):218.e1.
4. Church CB, Yurteri-Kaplan L, Alinsod R. Female genital cosmetic surgery: a review of techniques and outcomes. Int Urogynecol J. 2013; https://doi.org/10.1007/s00192-013-2117-8.
5. https://www.who.int/es.
6. Female genital cosmetic surgery. SOGC POLICY STATEMENT, No. 300; 2013.
7. Zwier S. „What motivates her": motivations for considering labial reduction surgery as recounted on women's online communities and surgeons' websites. Sex Med. 2014;2:16–23.
8. Lykkebo AW, Drue HC, Lam JUH, Guldberg R. The size of labia minora and perception of genital appearance: a cross-sectional study. J Low Genit Tract Dis. 2017;21(3)
9. http://www.secretariasenado.gov.co/senado/basedoc/ley_1799_2016.html.
10. https://www.corteconstitucional.gov.co/comunicados/No.%2022%20comunicado%20 26%20de%20abril%20de%202017.pdf.
11. Miklos JR, Moore RD. Labiaplasty of the labia minora: patients' indications for pursuing surgery. J Sex Med. 2008;5:1492–5.

Kapitel 7
Anästhetische Überlegungen für Labiaplastie

Othman Sulaiman

Einführung

Informationen zu anästhesiologischen Überlegungen für die Labioplastik sind rar, da die Beliebtheit dieser chirurgischen Technik früher nicht so groß war wie heute. Sie wird nicht nur als rein ästhetisches Verfahren betrachtet; sie wird auch aus funktionellen Gründen durchgeführt [1]. Nach der NCEPOD-Klassifikation des Verfahrens wird die Labioplastik als terminierter elektiver Eingriff betrachtet [2].

In einer Studie mit 451 Patientinnen, die sich einer Labioplastik unterzogen, betrug das Durchschnittsalter 32,6 Jahre (zwischen 14 und 68 Jahren) [3]; die Mehrheit der Patientinnen ist jedoch zwischen 19 und 50 Jahre alt [4, 5]. Wir haben also eine definierte Altersgruppe.

Diese Patientinnen lassen den Eingriff aus unterschiedlichen Gründen durchführen, wie z. B. wegen des äußeren Erscheinungsbilds (ästhetisch), aus funktionellen Gründen, die nicht mit dem Geschlechtsverkehr zusammenhängen, oder aus funktionellen Gründen, die mit dem Geschlechtsverkehr zusammenhängen [3].

Präanästhetisches Assessment

Dieses wird gemäß dem klinischen Praxisleitfaden zur Patientenvorbereitung für Operationen der Colombian Society of Anesthesiology durchgeführt [6].

Das Assessment sollte darauf abzielen, die Besonderheiten dieser Altersgruppe zu ermitteln. Das chirurgische Risiko der Labioplastik ist gering (kardiovaskulärer Tod und Herzstillstand nach 30 Tagen) mit weniger als 1 % [7]. Es muss berücksichtigt

O. Sulaiman (✉)
Anesthesia Department, Liga Contra el Cáncer, Pereira, Risaralda, Colombia

werden, dass in Kolumbien die Gesetzgebung die Durchführung ästhetischer Operationen bei Minderjährigen unter 18 Jahren verbietet, mit Ausnahme von Operationen, die durch physische oder psychische Pathologien motiviert sind [8].

Das Assessment sollte mindestens die Daten über die Art des geplanten Eingriffs, die Krankengeschichte und den Ernährungs-, Atem- und Herz-Kreislauf-Status umfassen. Im Allgemeinen handelt es sich um Patientinnen mit wenigen oder keinen pathologischen Vorgeschichten; die hauptsächlich beschriebenen Komorbiditäten sind Angstzustände, Depressionen und Hypothyreose [3]. Arterielle Hypertonie und Diabetes sind weniger häufig.

Die körperliche Untersuchung sollte Gewicht, Größe und Body-Mass-Index umfassen. Sie sollte auch Vitalzeichen, die kardiorespiratorische Untersuchung und eine Atemwegsbeurteilung beinhalten.

Präklinische Tests sollten entsprechend den Befunden der klinischen Anamnese durchgeführt werden und sollten nicht routinemäßig bei allen Patientinnen durchgeführt werden. In unserer klinischen Praxis benötigen die Patientinnen oft keine Bluttests.

Die Informationen über die mit dem Anästhesievorgang verbundenen Risiken müssen sehr klar sein, in einfacher Sprache und so, dass die Patientin und die Familienmitglieder sie vollständig verstehen; dann ist eine unterschriebene Einverständniserklärung einzuholen [9].

Es ist von großer Bedeutung, die Anästhesiepräferenzen der Patientin in der Krankengeschichte zu vermerken. Da lokale Sedierung, Spinal- oder Allgemeinanästhesietechniken beschrieben wurden [5], könnte die Patientin eine der Techniken stärker präferieren. Diese Entscheidung sollte vom Anästhesisten geleitet werden, der eine Alternative empfiehlt, die den besonderen Wünschen und Anforderungen der Patientin entspricht.

Vor der Operation

Es wird strikt die von der Weltgesundheitsorganisation empfohlene Checkliste angewendet. Sicherheit bei Operationen ist unerlässlich. Komplikationen bei Operationen sind weltweit ein großes Problem. Viele sind vermeidbar. Es hat sich gezeigt, dass die „Surgical Safety Checklist" der WHO chirurgische Komplikationen reduziert und die Kommunikation und Teamarbeit im Operationssaal verbessert [10].

Drei Punkte sind wichtig, um intraoperative und postoperative Komplikationen zu reduzieren: der Einsatz von prophylaktischen Antibiotika, die Vermeidung von Hypothermie und die Beurteilung des Risikos einer venösen Thromboembolie (VTE).

Für gynäkologische Eingriffe und unter Berücksichtigung der Art der am häufigsten im Operationsgebiet gefundenen Keime (gramnegative Darmbakterien, Anaerobier, Streptokokken der Gruppe B und Enterokokken) wird die Verwendung von Cephalosporinen (Cefazolin, Cefoxitin, Cefotetan oder Cefuroxim) oder

Ampicillin-Sulbactam empfohlen. Für Patientinnen mit Allergien wird ein alternatives Regime mit Clindamycin + (Ciprofloxacin oder Levofloxacin oder Gentamicin oder Aztreonam) empfohlen [6].

Unterkühlung löst mehrere Komplikationen aus. Sie wird definiert als ein Sinken der Körpertemperatur unter 36 °C. Patientinnen, die an Unterkühlung leiden, können eine verminderte Sauerstoffzufuhr zu den Geweben, ein Risiko für Arrhythmien, eine Neigung zu Koagulopathien, eine Verschlechterung des Elektrolytungleichgewichts, Oligurie, postoperativen Schüttelfrost, ein erhöhtes Risiko für chirurgische Wundinfektionen und eine verzögerte Heilung aufweisen [11]. Aus diesem Grund sollten Strategien implementiert werden, um das Risiko einer Unterkühlung zu reduzieren (Tab. 7.1).

Patienten mit VTE haben eine inakzeptable kurzfristige Sterblichkeit und langfristige Morbidität, und sie ist verantwortlich für den Tod von mehr als 100.000 Menschen jährlich in den Vereinigten Staaten [12].

Die Risikoeinstufung für VTE sollte präoperativ durchgeführt werden. Es gibt mehrere Vorhersagemodelle für die Einstufung dieser Erkrankung, das derzeit am weitesten verbreitete ist jedoch das von Pannucci et al. [13]. Es ist einfach und flexibel anwendbar, konkret und hat nur wenige Variablen zu bewerten(Tab. 7.2).

In einer systematischen Literaturübersicht über Methoden zur Vermeidung von VTE bei Patienten, die sich einer bariatrischen Operation unterziehen [14], die auch auf andere chirurgische Eingriffe wie die Labioplastik ausgedehnt werden kann, werden mehrere Alternativen aufgeführt, wie z. B. frühe Mobilisation, Verwendung von elastischen Kompressionsstrümpfen oder intermittierenden pneumatischen Kompressionsstrümpfen, pharmakologische Prophylaxe mit Antikoagulanzien und in anderen Fällen die Verwendung von Vena-cava-Filtern.

Im Kontext der Labioplastik sind nichtpharmakologische und pharmakologische Methoden die am häufigsten verwendeten, alles abhängig vom spezifischen Kontext jeder Patientin. Die Verwendung von Vena-cava-Filtern bleibt Patientinnen vorbehalten, die ein hohes Risiko für VTE oder Lungenembolie haben und nicht antikoaguliert werden können. An sich sind diese Patientinnen nicht für eine Labioplastik geeignet.

Tab. 7.1 Prävention von Unterkühlung in der präoperativen und intraoperativen Phase

Intervention	Zeitpunkt
Vorheizen des Operationssaals	Vor der Operation
Wärmen der Patientin mit einer Wärmedecke 1 Stunde vor dem Eingriff	Vor der Operation
Erwärmung der intravenösen Flüssigkeiten, die mit der Patientin in Kontakt kommen (Lokalanästhetika, Antiseptika, intravenöse Flüssigkeiten)	Während der Operation
Verwendung von niedrigen Flüssen in den Anästhesie- und Befeuchterkreisläufen	Während der Operation
Verwendung von Wärmedecken	Während der Operation
Abdecken von freiliegenden Körperteilen	Während der Operation

Tab. 7.2 Präoperative Einschätzung des Risikos für venöse Thromboembolien

Risikofaktor	Punkte
Alter > 60 Jahre	1
Body-Mass-Index > 40 kg/m^2	1
Männliches Geschlecht	2
Septischer Schock	3
Persönliche Vorgeschichte von VTE	3
Familiäre Vorgeschichte von VTE	4
Krebs	5

Minimales Risiko 0 Punkte; geringes Risiko 1–2 Punkte; mäßiges Risiko 3–5 Punkte; hohes Risiko ≥6 Punkte (modifiziert nach [6])

Es gibt andere damit verbundene Komplikationen, die relativ häufig sind und in Tab. 7.3 [15] zusammengefasst sind.

Kurze Beschreibung der am häufigsten verwendeten Anästhesietechniken

Literaturübersichten beschreiben Techniken mit Lokalanästhesie unter Sedierung und Allgemeinanästhesie, Letztere hauptsächlich bei Patienten, die zusätzliche chirurgische Eingriffe durchlaufen. Die am häufigsten beschriebenen Lokalanästhetika sind 1 % Lidocain mit Epinephrin 1:200.000; 0,5 % Lidocain mit Epinephrin 1:200.000; und 0,25 % Bupivacain mit Epinephrin 1:200.000 oder 1:50.000 [5].

In unserer klinischen Praxis und aus unserer Erfahrung neigen wir eher zur Verwendung von Allgemeinanästhesie und gelegentlich zur Verwendung von Spinalanästhesie. Subjektiv zeigen die Patientinnen mehr postoperative Zufriedenheit als mit Lokalanästhesietechniken, ohne diese auszuschließen.

- Spinalanästhesie: Strenge Asepsis und Antisepsis und Auswahl der Spinalnadel. Überprüfung der intrathekalen Nadelposition und Verabreichung von Lokalanästhetikum (Bupivacain Heavy 0,5 %), Adjuvanzien wie Opioide können verabreicht werden. Überprüfung der sensorischen Blockade.
- Balancierte Allgemeinanästhesie: Nach Preoxygenation der Patientin wird die Anästhesieeinleitung durchgeführt. Die Wahl der Art des Airway-Management-Systems (supraglottisch oder infraglottisch) liegt im Ermessen des Arztes. Wir bevorzugen die Verwendung einer Larynxmaske, da sie viele Vorteile hat: einfache Platzierung, erfordert in den meisten Fällen keine neuromuskulären Relaxantien, vermeidet die neuroendokrine Reaktion der Intubation, weniger Trauma und postoperative Schmerzen, geringere Inzidenz von Husten oder Laryngospasmus, kosteneffektiv [16].

Tab. 7.3 Zusammenfassung der häufigsten Komplikationen in der Anästhesie[a]

Kategorie	Fehlerbehebung	Mögliche klinische Ergebnisse
Atemweg	Schwierige Intubation	Zahntrauma Weichteiltrauma Hypoxie
	Keine Intubation, keine Oxygenierung	Hypoxie Atemwegstrauma Operation abgesagt Tod
Ventilatorisch	Hoher Atemwegsdruck	Lungenbarotrauma Pneumothorax
	Endobronchiale Intubation Bronchiale Aspiration	Hypoxie Pneumonitis Verlängerte Beatmung
Kardiovaskulär	Hypotonie	Myokardischämie Herzstillstand Hirnschaden
	Hypertonie	Blutung Schlaganfall Aneurysmaruptur
Zentrales und peripheres Nervensystem	Intraneurale Injektion	Periphere Nervenläsion Schwäche Schmerz
	Durale Punktion Versagen der Aktivierung des Verdampfers	Kopfschmerzen nach Punktion Intraoperative Erwachen Psychisches Trauma
Medikamente	Allergien Idiosynkratische Reaktion Verabreichungsfehler Versagen der intravenösen Leitung	Anaphylaxie Maligne Hyperthermie Verschiedene Effekte: Hypertonie, neuromuskuläre Blockade, intraoperatives Erwachen Versagen der Medikamentenwirkung Kompartmentsyndrom Gewebenekrose

[a] Modifiziert nach Merry [15]

Medikamente:

- Propofol Bolus 2–3 mg/kg
- Opioid: Bolus Fentanyl 2–3 μg/kg oder Remifentanil bei 0,5–1 μg/kg
- Neuromuskuläres Relaxans: Succinylcholin 1–2 mg/kg, Rocuronium 0,6–1,2 mg/kg oder Cisatracurium 0,1 mg/kg. Die Verwendung von neuromuskulären Relaxantien wird bevorzugt, wenn für das Atemwegsmanagement infraglottische Systeme verwendet werden.

Die Aufrechterhaltung der Anästhesie erfolgt mit Sevofluran bei 0,8 MAC und Remifentanil bei 0,2–0,5 μg/kg/min.

Tab. 7.4 Risikofaktoren für postoperative Übelkeit und Erbrechen

Kategorie	Risikofaktoren
Patientenbezogen	Weibliches Geschlecht Vorherige Geschichte von Übelkeit und Erbrechen in der postoperativen Phase Übelkeit und Erbrechen während Autofahrten Alter < 50 Jahre
Anästhesiebezogen	Verlängerte Anästhesie Vor- und nachoperativer Einsatz von Opioiden Verwendung von volatilen Anästhetika Verwendung von Neostigmin über 3 mg
Chirurgiebezogen	Verlängerte chirurgische Eingriffe Art der Operation: Neurochirurgie, intraabdominale Operation, laparoskopische Operation, gynäkologische Operation

Modifiziert nach Cao et al. [17]

Antiemetika und Analgetika werden verabreicht, wenn möglich multimodale Analgesie und Vermeidung der Verwendung von Opioiden.

Unsere Patientinnen gehören zur Risikogruppe für postoperative Übelkeit und Erbrechen (Tab. 7.4). Daher ist es zwingend notwendig, Maßnahmen zur Verhinderung ihres Auftretens zu ergreifen.

Das von uns am häufigsten verwendete antiemetische Regime ist Dexamethason 4–8 mg in Einzeldosis und Ondansetron 4–8 mg Einzeldosis, Vermeidung der Verwendung von langwirksamen Opioiden, und bei ausgewählten Patientinnen ist es möglich, eine vollständige intravenöse Anästhesie durchzuführen und das Inhalat durch Propofol als Infusion zu ersetzen [17].

Während des Eingriffs ist die Analgesie von besonderer Bedeutung. Wir verwenden multimodale Analgesie (Kombination von verfügbaren Wirkstoffen, um die Analgesie zu maximieren und die Dosen einzelner Medikamente zu verringern, was weniger Nebenwirkungen verursacht) [18]. Die am häufigsten verwendete Kombination bei unseren Patienten ist Lokalanästhesie, nichtsteroidales Analgetikum und Paracetamol oder Dipyrone, was ausgezeichnete Ergebnisse bringt. Der Gebrauch von Opioiden ist sehr selten; diese sind für Patientinnen mit niedriger Schmerzschwelle reserviert oder solche, bei denen während desselben Anästhesiezyklus noch eine zusätzliche Operation vorgenommen wird.

Im Aufwachraum werden Maßnahmen ergriffen, um das Wohlbefinden und den Komfort (Sauerstoffversorgung, Normothermie, Schmerzmanagement) zu erhalten.

Die Entlassung erfolgt, wenn keine Komplikationen auftreten, mit allgemeinen Empfehlungen. Das am häufigsten verwendete Analgetika-Regime ist eine Kombination aus Paracetamol und einem nichtsteroidalen entzündungshemmenden Medikament.

Zusammenfassend lässt sich sagen, dass die Anästhesie für die Labioplastik sehr vielseitig ist, da es viele Möglichkeiten gibt, mit jedem einzelnen Fall umzugehen. Die Präferenz der jeweiligen Patientin ist nicht zu vernachlässigen und eine empathische Kommunikation mit der Patientin und dem chirurgischen Team wird zu einem guten Erfolg des anästhetischen Verfahrens führen.

Literatur

1. Miklos JR, Moore RD. Labiaplasty of the labia minora: patients' indications for pursuing surgery. J Sex Med. 2008;5(6):1492–5.
2. National Confidential Enquiry into Patient Outcome and Death [Internet]. http://www.ncepod.org.uk/.
3. Bucknor A, Chen AD, Egeler S, Bletsis P, Johnson AR, Myette K, Lin SJ, Hamori CA. Labiaplasty: indications and predictors of postoperative sequelae in 451 consecutive cases. Aesthet Surg J. 2018;38(6):644–53.
4. Cosmetic surgery national data bank statistics. Aesthet Surg J. 2018;38(Suppl_3):1–24.
5. Motakef S, Rodriguez-Feliz J, Chung MT, Ingargiola MJ, Wong VW, Patel A. Vaginal labiaplasty: current practices and a simplified classification system for labial protrusion. Plast Reconstr Surg. 2015;135(3):774–88.
6. Rincon-Valenzuela D, Escobar B. Evidence-based clinical practice manual: preparation of the patient for the surgical act and transfer to the operating room. Rev Colomb Anesthesiol. 2015;43(1):32–50.
7. Glance LG, Lustik SJ, Hannan EL, Osler TM, Mukamel DB, Qian F, Dick AW. The Surgical Mortality Probability Model: derivation and validation of a simple risk prediction rule for noncardiac surgery. Ann Surg. 2012;255(4):696–702.
8. Law 1799, which prohibits cosmetic medical and surgical procedures for minors and establishes other provisions. July 25, 2016. Republic of Colombia, National Government.
9. Ibarra P, Robledo B, Galindo M, Niño C, Rincón D. Minimum standards 2009 for the practice of anesthesiology in Colombia Safety Committee. Rev Colomb Anestesiol. 2009;37(3):235–53.
10. Woodman N, Walker I. World Health Organization surgical safety checklist. Patient Saf. 2016;2016:tutorial 325. www.wfshaq.org
11. Nath SS, Roy D, Ansari F, Pawar ST. Anaesthetic complications in plastic surgery. Indian J Plast Surg. 2013;46(2):445–52.
12. Centers for Disease Control and Prevention (CDC). Venous thromboembolism in adult hospitalizations - United States, 2007–2009. MMWR Morb Mortal Wkly Rep. 2012;61(22):401–4.
13. Pannucci CJ, Laird S, Dimick JB, Campbell DA, Henke PK. A validated risk model to predict 90-day VTE events in postsurgical patients. Chest. 2014;145(3):567–73.
14. Bartlett MA, Mauck KF, Daniels PR. Prevention of venous thromboembolism in patients undergoing bariatric surgery. Vasc Health Risk Manag. 2015;11:461–77.
15. Merry AF, Mitchell SJ. Complications of anaesthesia. Anaesthesia. 2018;73(Suppl 1):7–11.
16. Zaballos M, López S. Practical recommendations for the use of the laryngeal mask in outpatient surgery. Cir May Amb. 2008;13(1):4–26.
17. Cao X, White PF, Ma H. An update on the management of postoperative nausea and vomiting. J Anesth. 2017;31(4):617–26.
18. Nimmo SM, Foo ITH, Paterson HM. Enhanced recovery after surgery: pain management. J Surg Oncol. 2017;116(5):583–91.

Kapitel 8
Chirurgische Instrumentierung in der Labioplastie

Ana Maria Gutierrez

Chirurgische Instrumentierung ist die Kunst, alle Instrumente und Materialien, die für einen chirurgischen Eingriff notwendig sind, zu beherrschen, bereitzustellen und zu handhaben.

Es erfordert Zeit, Disziplin und Konzentration, um die besten Ergebnisse vor, während und nach der Operation zu erzielen, wobei das grundlegende Prinzip die Sicherheit der Patientin und des gesamten Operationsteams ist.

Die Identifizierung der Bedürfnisse der Patientin ermöglicht eine rechtzeitige, sichere und effektive Versorgung mit hervorragenden Ergebnissen.

Die Hauptaufgabe des chirurgischen Assistenten besteht darin, zuverlässige und sichere Sterilisationsprozesse und eine gute Handhabung der chirurgischen Technik, der Protokolle und der für das Verfahren festgelegten Checkliste zu gewährleisten, zusätzlich zur Optimierung der Anforderungen an Materialien, Elemente und Instrumente [1].

Für die Labioplastik benötigen wir Schneidinstrumente wie ein Skalpell mit 15er-Klinge, eine Standard-Stevens-Schere 10 cm, eine Standard-Iris-Schere 10 cm (beide Scheren sind so konzipiert, dass sie einen festen Griff beim präzisen Schneiden bieten), sowie eine Mayo-Schere oder Materialschere (Abb. 8.1).

Als Greifinstrumente brauchen wir eine feine Adson-Dissektionspinzette mit und ohne Kralle, mit gezahntem und spitzem Ende, die es ermöglichen, feine Gewebe zu erfassen, zu approximieren und zu komprimieren.

Ein Nadelhalter nach Mayo-Hegar, gerade, um die Nadel zu halten, mit Vertiefungen und Rillen, die ein Abrutschen der Nadel verhindern, ermöglicht das präzise Führen der Nadel im Gewebe.

Hämostatische Instrumente einschließlich einer gebogenen Mosquito-Zange ermöglichen es, kleine Blutgefäße zu komprimieren und die Nahtenden für Reparaturen zu halten (Abb. 8.1).

A. M. Gutierrez (✉)
Surgical Assistancy Department, Calculaser Private Clinic, Pereira, Risaralda, Colombia

P. Gonzales-Isaza und R. Sánchez-Borrego, *Labioplastik – Topographie und Varianten*, https://doi.org/10.1007/978-3-031-70021-7_8

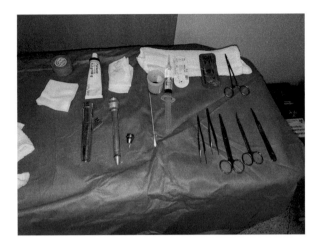

Abb. 8.1 Operationstisch, Instrumente und Zubehör für die Labioplastie

Außerdem verwenden wir folgende Verbrauchsmaterialien:
Gaze; diese wird immer am Anfang und am Ende der Operation gezählt.
Tupfer, um Gewebe mithilfe von Methylenblau zu markieren.
Flasche oder Küvette zur Aufnahme von Methylenblau.
Spritzen 10 und 20 mm.
27-Gauge-Nadel für die Gewebeinfiltration.
Plastikröhre zum Schutz des Laser-Arms zur Bewahrung der Sterilität.
Kochsalzlösung 500 ml.
Kompressen.
Handschuhe in verschiedenen Größen.
OP-Bekleidung, um den sterilen Bereich vom nicht sterilen zu trennen und das Infektionsrisiko zu verringern; kann aus Polypropylen und/oder gewebtem Stoff wie antifluid oder Baumwolle bestehen; beide Qualitäten müssen flüssigkeitsabweisend sein, keine Energie leiten, leicht und einfach zu handhaben sein und eine ausreichende Größe haben, bequem und hypoallergen sein und unperforiert.
Nahtmaterial:
Vicryl 4-0 rapid: farblose beschichtete geflochtene Struktur, bestehend aus einem Copolymer aus Polyglactin 910 (Glycolid 90%, Lactid 10%) mit niedrigem Molekulargewicht mit einer 50%iger Beschichtung aus Polyglactin 370 (Glycolid 35%, Lactid 65%) und 50% Calciumstearat. Zugfestigkeitsretention von 50% nach 5 Tagen und 0% nach 14 Tagen, Absorption nach 42 Tagen. Hauptanwendungsbereiche: Haut- und Schleimhautverschluss, Episiotomien, orale Schleimhaut, Bindehaut, Phimose und Ligaturen [2].
Monosyn 5-0: synthetisches resorbierbares Nahtmaterial aus Glyconat (Copolymer aus Glykolsäure (72%), Epsilon, Caprolacton (14%) und Trimethylencarbonat (14%)), Monofilament. 50% der Anfangsfestigkeit nach 14 Tagen (Resistenzzeit) und 0% der Anfangsfestigkeit (Zugfestigkeit) nach 28 Tagen.

Vollständige Absorption (durch Hydrolyse) innerhalb von 60–90 Tagen. Monosyn 5-0 wird in dünnen Geweben oder bei potenziell septischen Operationen oder in Kontakt mit Harn- oder Verdauungstraktflüssigkeiten verwendet; es bietet viele Vorteile wie Sicherheit beim Verknoten sowie durch die flexible einen exzellenten Zugang zu Wundrändern ohne Beeinträchtigung der Durchblutung. Darüber hinaus ermöglicht es eine glatte und atraumatische Passage durch das Gewebe.

Chromed Catgut 5-0: Natürliches resorbierbares Nahtmaterial, das aus gereinigtem Bindegewebe, hauptsächlich Kollagen, aus der serösen Schicht von Rindern (bovin) oder der submukösen Faserschicht des Darms von Schafen (ovin) gewonnen wird. Dieses Nahtmaterial bietet eine größere Resorptionsbeständigkeit; es wird in einer glycerinhaltigen Lösung angeboten. Mir einer Zugfestigkeitsretention von 21–28 Tagen und einer Resorptionszeit von 90 Tagen hat es eine große Knotenfestigkeit; beim Durchtritt durch das Gewebe wird es aufgrund seiner monofilen Struktur durch enzymatischen Abbau absorbiert.

Silk 2-0: natürliches nicht resorbierbares Nahtmaterial aus Fibroin, einem Protein aus der Larve des Seidenspinners. Schwarzes geflochtenes Multifilament, das durch seine große Flexibilität den Durchtritt durch die Gewebe ohne größere Schäden ermöglicht und eine bessere Handhabung und mehr Komfort beim Knoten bietet; bei der Labioplastie verwenden wir diese Art von Nähten zur Reparatur von Geweben.

Das Ergebnis einer Labioplastik basiert auf dem aktuellen Wissensstand, der Erfahrung und dem Engagement jedes Mitglieds des chirurgischen Teams. So wird es möglich, für die Patientin nach hohen Qualitätsstandards und unter Anwendung wissenschaftlicher und technologischer Kriterien während des Eingriffs die nötige Sicherheit zu gewährleisten.

Literatur

1. Fuller JR. Surgical instrumentation. Principles and practice. 3rd ed. Madrid: Panamericana; 1998.
2. Kudur M, Pai S, Sripathi H, Prabhu S. Sutures and suturing techniques in skin closure. Indian J Dermatol Venereol Leprol. 2009;75(4):425. https://doi.org/10.4103/0378-6323.53155.

Kapitel 9
Die Rolle von „Energy-based Devices" in der Labioplastie

Pablo Gonzalez-Isaza

Die Labioplastik wird seit mehr als vier Jahrzehnten in traditioneller chirurgischer Technik mit Schere und Skalpell durchgeführt. Jedoch haben der medizinische und technologische Fortschritt im Bereich Energy-based Devices deren Einsatz motiviert. Meine erste Erfahrung damit machte ich bei einer Weiterbildung in Santiago de los Caballeros im Jahr 2007, als ich noch Assistenzarzt für Gynäkologie und Geburtshilfe im zweiten Jahr im Militärkrankenhaus in Bogota, Kolumbien war.

Bei dieser Gelegenheit hatte ich die Möglichkeit, eine Labioplastik an echten Patientinnen mit einem 980 nm fasergekoppelten Diodenlaser durchzuführen; das Verfahren schien einfach und reproduzierbar, mit minimaler Blutung und anscheinend einer angemessenen Abheilung. Leider bekam ich nie Feedback zum postoperativen Verlauf oder zu den ästhetischen Ergebnissen. Als ich nach Kolumbien zurückkehrte und meine Ausbildung als Facharzt abschloss, kehrte ich in meine Heimatstadt Pereira zurück, wo ich feststellte, dass ein Kollege, ein Lungenarzt, ein ähnliches Gerät hatte, das ich von ihm lieh. Ich begann, damit meine ersten Eingriffe durchzuführen; von Anfang an fielen mir der erhebliche thermische Schaden und die Ränder mit Karbonisierung auf, die diese Technologie verursachte. Folglich waren die postoperativen Ergebnisse nicht die besten, was Schmerzen, Nahtdehiszenz und verlängerte Ausfallzeit betraf, und noch

Ergänzende Information Die elektronische Version dieses Kapitels enthält Zusatzmaterial, auf das über folgenden Link zugegriffen werden kann https://doi.org/10.1007/978-3-031-15048-7_9.

P. Gonzalez-Isaza (✉)
Obstetrics and Gynecology Urogynecology Minimally Invasive Surgery Functional Cosmetic and Regenerative Gynecology, Hospital Universitario San Jorge/Liga contra el Cancer, Pereira, Madrid, Spain
E-Mail: pagonza@hotmail.com

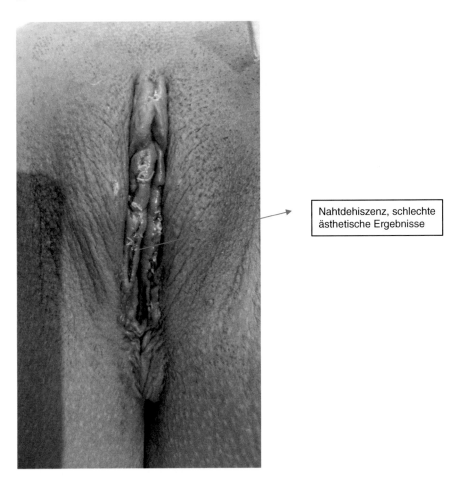

Nahtdehiszenz, schlechte ästhetische Ergebnisse

Abb. 9.1 Nahtdehiszenz in Verbindung mit übermäßiger thermischer Wirkung von 980 Nm (Diodenlaser)

schlimmer: Die ästhetischen Ergebnisse waren nicht gut (Abb. 9.1). Aufgrund meiner Neugier kam ich auf die Idee, für die Labioplastik verschiedene Energiequellen zu verwenden wie mechanische Energie (Harmonic-Skalpell), monopolare Energie, Hochfrequenzenergie. Ich schickte die chirurgischen Proben in die Pathologie und bat den Pathologen, den lateralen thermischen Schaden, der durch diese verschiedenen Energiequellen verursacht wurde, unter dem Mikroskop zu untersuchen. Zu meiner Überraschung stellte ich fest, dass sämtliche Verfahren einen erheblichen lateralen thermischen Schaden verursachten, der klinisch mit ungünstigen Ergebnissen sowie schlechten ästhetischen Ergebnissen korrelierte (Tab. 9.1; Abb. 9.2).

Schließlich hatte ich 2011 bei unserem 1. Lateinamerikanischen Symposium für ästhetische Gynäkologie die Gelegenheit, die bestmögliche Technologie für die

Tab. 9.1 Verschiedene Energiequellen mit ihrem jeweiligen lateralen thermischen Schaden in mm

Energiequelle	Pathologischer Bericht zum lateralen thermischen Schaden (mm)
Monopolarer Elektrokauter	6
Hochfrequenz (Konisationsschlinge)	3
Harmonic-Skalpell	4
Diodenlaser	3
CO_2-Laser	0,6–0,9 HP/SP/DP

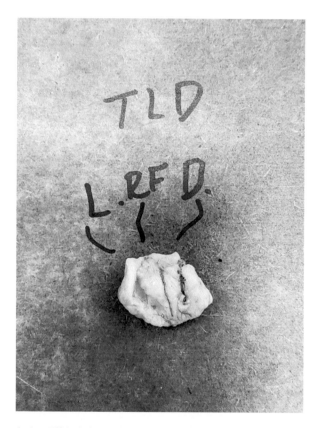

Abb. 9.2 Thermischer Effekt bei menschlichen Vaginalproben durch verschiedene Energiequellen, von links nach rechts: L (gepulster CO_2-Laser), RF (Hochfrequenz), D (Diodenlaser): nicht wahrnehmbarer thermischer Effekt des gepulsten CO_2-Lasers auf der linken Seite, in der Mitte RF mit Karbonisierungseffekt, deutlich größere Gewebeschäden durch den Diodenlaser rechts.

Durchführung dieses Verfahrens kennenzulernen: den CO_2-Laser mit Multipulse-mission; wir führten In-vivo-Operationen durch und erzielten dank seiner Vielsei-tigkeit in Bezug auf Schneiden und Koagulation sehr zufriedenstellende Ergebnisse.

In der von uns später veröffentlichten Studie demonstrierten wir dann die Vielseitigkeit und Sicherheit der SmartXide 2-Plattform (Deka Laser, Florenz, Italien), die den Einsatz verschiedener Pulsmodi ermöglicht, je nach Gewebeeigenschaften, Vaskularisation und Komplexität der Labia-minora-Hypertrophie. Zusätzlich bietet dieses Werkzeug eine größere Präzision beim Schneiden [1]. In unserem Labor haben wir histologische Untersuchungen vorgenommen und dabei die verschiedenen Pulsmodi mit ihren entsprechenden thermischen Effekten verglichen. Wir kamen zu dem Schluss, dass die Pulse mit geringerem thermischen Effekt wie HP und UP am besten für eine Labioplastik geeignet sind. Es sollte jedoch beachtet werden, dass viel Erfahrung notwendig ist, um diese Art von Werkzeugen zu verwenden (Abb. 9.3, 9.4, 9.5 und 9.6).

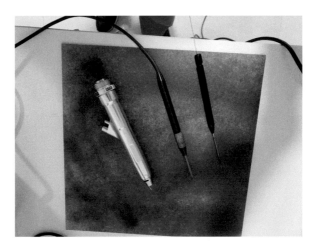

Abb. 9.3 Verschiedene Devices, von links nach rechts: L (gepulster CO_2-Laser), RF (Radiofrequenz), D (Diodenlaser)

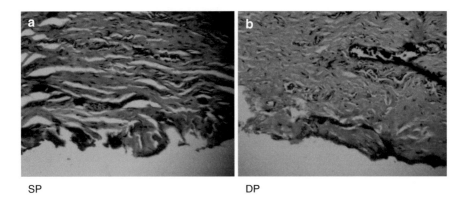

SP   DP

Abb. 9.4 Unterschiede bezüglich des thermischen Effekts bei zwei Pulsen. (**a**) 0,5 mm (**b**) 0,8 mm

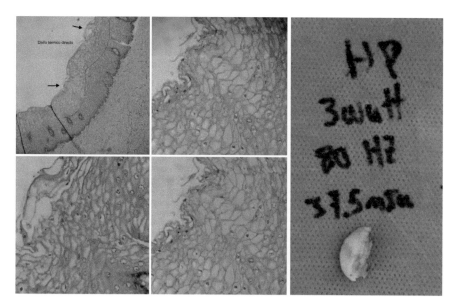

Abb. 9.5 Nahezu kein Effekt des HP-Pulses auf ein frisches menschliches Vaginalpräparat, Hämatoxylin-Eosin-Färbung

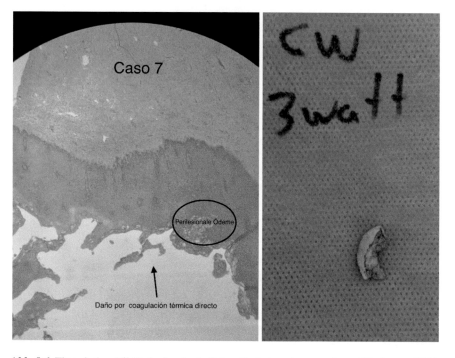

Abb. 9.6 Thermischer Effekt der kontinuierlichen Emission eines gepulsten CO_2-Lasers (CW), der in einem frischen menschlichen Vaginalpräparat eine Karbonisierung erzeugt, Hämatoxylin-Eosin-Färbung

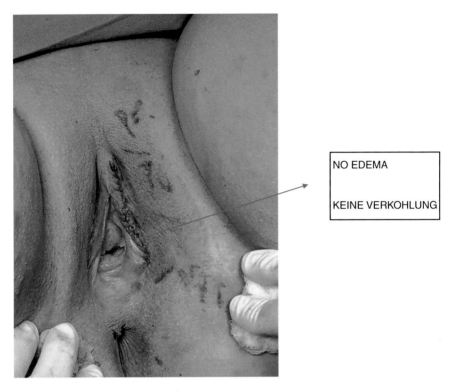

Abb. 9.7 Unmittelbar postoperativ nach linearer Labioplastik mit anatomischer Variante in der horizontalen Ebene (Bifurkation der Klitorisvorhaut)

Aus postoperativer Sicht stellen wir fest, dass der Laser mehr Vorteile wie weniger postoperative Schmerzen, weniger Bedarf an Analgetika und eine kürzere Arbeitsunfähigkeit bietet, die seinen Einsatz zum Wohl der Patientinnen bei diesem chirurgischen Eingriff rechtfertigen (Abb. 9.7) [2].

Tab. 9.2 gibt einen Überblick über die Komplikationsraten in einer Reihe von Labioplastiken. Dabei zeigt sich eine Dehiszenzrate von 5,3 %, die auf signifikante thermische Schäden zurückzuführen ist, verursacht durch die Verwendung eines Diodenlasers (955 nm).

Elektronisches Zusatzmaterial

Video 9.1 Vorderer Keil/Anatomische Varianten Ansatz (MP4 5901308 kb)
Video 9.2 Topographische lineare Labiaplastik (MP4 3600503 kb)

Tab. 9.2 Komplikationsraten in einer Reihe von Labioplastiken. Im Speziellen fanden Pardo und Kollegen eine Dehiszenzrate von 5,3 %, die auf signifikante thermische Schäden zurückzuführen ist, verursacht durch die Verwendung eines Diodenlasers (955 nm)

Autor	#	Nachverfolgung (Monate)	Technik	% Dehiszenz
Hodgkinson/Hait 1984	3	60	Linear	0
Alter 1988	4	NA	V-Keil	0
Mass/Hage 2000	13	72	Linear	7,6
Choi/Kim 2000	6	NA	CHOI	0? (nicht mehr angewandte Technik)
Rouzier et al. 2000	163	30	Posteriorer Keil	7,0
Giraldo et al. 2004	15	30	V-ALTER	13,3
Pardo et al. 2006	55	2	Linear **Laser**	5,3
Munhoz et al. 2006	21	46	LINEARER POSTERIORER KEIL	5,3 9,5
Alter 2008	**407**	NA	V-Keil + Klitorisvorhaut	2,9

Literatur

1. González-Isaza P, Lotti T, França K, et al. Carbon dioxide with a new pulse profile and shape: a perfect tool to perform labiaplasty for functional and cosmetic purpose. Open Access Maced J Med Sci. 2018;6(1):25–7. https://doi.org/10.3889/oamjms.2018.043.
2. Adelman MR, Tsai LJ, Tangchitnob EP, Kahn BS. Laser technology and applications in gynaecology. J Obstet Gynaecol. 2013;33(3):225–31. https://doi.org/10.3109/01443615.2012.747495.

Kapitel 10
Komplikationen vorhersehen und vermeiden

Pablo Gonzalez-Isaza

Die Labioplastik ist heute eines der am häufigsten nachgefragten Verfahren zur Genitalverjüngung. Die Zunahme an Labioplastiken geht Hand in Hand mit der Zunahme an Komplikationen, und damit hat in den letzten Jahren auch die Anzahl der Revisionen oder sekundären Labioplastiken [1] (Abb. 10.1) zugenommen. Laut der American Association of Plastic and Cosmetic Surgeons gab es zwischen 2012 und 2017 eine Zunahme der Labioplastik-Verfahren um 217 % [2].

Die Anzahl der Eingriffe nimmt laut Schätzungen jedes Jahr um 15–20 % zu.

Die Labioplastik der kleinen Schamlippen ist das häufigste Verfahren und macht mehr als 90 % der intimchirurgischen Eingriffe aus; leider liegen keine epidemiologischen Daten für die lateinamerikanische Bevölkerung vor [3]. Die jüngste Literatur zeigt einen Trend bei den Gründen, aus denen eine Labioplastik angefragt wird [4]. Bucknor und Mitarbeiter berichteten in ihrer Serie von 451 Patientinnen mit einer Nachbeobachtungszeit von 7 Jahren über eine Rate von postoperativen Komplikationen von 7,1 %, von denen 3,8 % mit Nahtdehiszenz in Verbindung mit der zentralen oder Keiltechnik zusammenhingen. Die Indikation für eine revidierte Labioplastik in dieser Patientinnengruppe war durch ästhetisches Unbehagen und sekundäre sexuelle Dysfunktion gegeben [4].

Smarrito und Mitarbeiter betonen in ihrem Artikel nachdrücklich, dass eine schlecht durchgeführte Labioplastik die Ästhetik, Funktionalität und Sexualität der Patientinnen negativ beeinflusst [5].

Aus unserer Erfahrung heraus haben wir rückblickend festgestellt, dass sich mögliche Komplikationen bereits ab der ersten Konsultation, in der die Beschwerden bzw. der Grund für die Konsultation richtig bewertet werden sollten,

P. Gonzalez-Isaza (✉)
Obstetrics and Gynecology Urogynecology Minimally Invasive Surgery Functional Cosmetic and Regenerative Gynecology, Hospital Universitario San Jorge/Liga contra el Cancer,
Pereira, Madrid, Spain

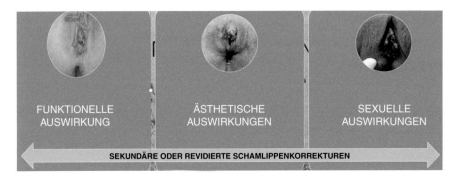

Abb. 10.1 Auswirkungen fehlgeschlagener Labioplastiken

vermeiden lassen. Die Hauptgründe für eine Konsultation einer Frau mit Hypertrophie der kleinen Schamlippen sind wie folgt:

- Emotional
- Funktional
- Verhaltensbedingt
- Sozial
- Sexuell

Sobald die Beschwerden bewertet wurden, gehen wir zur Analyse der Erwartungen der Patientin über. In diesem Moment können falsche Erwartungen identifiziert werden, und wenn wir geeignete Fragebögen hinzufügen und eine gute Befragung durchführen, ist es möglich, Ursachen für eine körperdysmorphe Störung zu identifizieren [6]. In einer Gruppe von 55 Patientinnen, die von Veale und Mitarbeitern eine Labioplastik durchführen ließen, fanden sich 10 Personen, die die Kriterien für eine körperdysmorphe Störung erfüllten [7].

Darüber hinaus ist es von größter Bedeutung zu erklären, dass möglicherweise zusätzliche chirurgische Eingriffe oder eine zweite Untersuchung nötig sind. Außerdem ist die Patientin über die Möglichkeit postoperativer Asymmetrien zu informieren, deren Rate unserer Erfahrung nach bei maximal 15 % liegt. Für die körperliche Untersuchung ist es ratsam, eine Kamera, ein Kolposkop oder einen Spiegel zu verwenden, um der Patientin zu ermöglichen, ihre Unzufriedenheit mit dem Aussehen ihrer Vulva angemessen zu beschreiben.

Bei der körperlichen Untersuchung sollte eine Messung der Labia minora erfolgen, in ihrer vertikalen und horizontalen Achse, ohne Zug, unter Anwendung des Konzepts der topographischen Messung, wie in Kap. 4 dargestellt.

Die Verwendung von Klassifikationen für Labia-minora-Hypertrophien ist sehr hilfreich, aber ich glaube, dass der Schwerpunkt hier auf dem Konzept der topographischen Labioplastik, dem Thema dieses Buches, liegen sollte. Dieses ermöglicht es uns nicht nur, die Komponenten der Hypertrophie der kleinen Schamlippen zu identifizieren, sondern auch, ein mentales Schema zu erstellen und die beste chirurgische Technik zu planen, mit der sich Anatomie, Sexualität und Funktionalität bewahren lassen.

Sobald die Komponenten der Hypertrophie der kleinen Schamlippen identifiziert sind, ist es wichtig, mit der Patientin ihre Wünsche zu besprechen., So gibt es
z. B. eine Gruppe von Patientinnen, die den Saum der kleinen Schamlippen erhalten
möchten, weshalb sie keine lineare Labioplastik durchführen lassen könnten, sondern
Techniken wie die zentrale Technik oder die Keiltechnik zur Anwendung kommen
müssten. Möchte die Patientin den Saum der Schamlippen jedoch nicht erhalten, weil
er pigmentiert ist oder Reibungsveränderungen aufweist, dann sollte eine Technik ge-
wählt werden, mit der der Rand reseziert wird, wie Trimmen, Linear oder „Lazy S".

Bei Labia-minora-Hypertrophie sollte immer Raum für die Diskussion nicht-
chirurgischer Alternativen sein, falls die Patientin das wünscht. Andererseits sollten wir niemals eine Labioplastik induzieren, wenn der Grund für die Konsultation
der Patientin ein ganz anderer ist.

Es ist wichtig, fotografische Belege sämtlicher Stadien vor und nach dem Eingriff zu haben, in verschiedenen Ansichten (zephalokaudal, lateral und frontal)
(Abb. 10.2 und 10.3).

Verwenden Sie für diese Aufnahmen eine professionelle Kamera (kein Mobil-
telefon), für Vorher- und Nachher-Fotos immer die gleiche Beleuchtung und Einstellungen und einen blauen Hintergrund. Am wichtigsten ist, dass Sie das Einver-
ständnis der Patientin für die Aufnahmen einholen (siehe den beispielhaften Auf-
klärungs- und Einwilligungsbogen im Anhang); diese informierte Einwilligung
muss die folgenden Punkte beinhalten, damit die Patientin die Möglichkeit hat,
genau festzulegen, welche Aspekte sie autorisiert:

- Autorisierung zur Aufnahme von Fotos und Videos zur Dokumentation der individuellen Anamnese und des Verlaufs
- Autorisierung zur Aufnahme von Fotos und Videos für akademische und Forschungszwecke
- Autorisierung zur Aufnahme von Fotos und Videos für eine eventuelle Veröffentlichung und Präsentation bei akademischen Veranstaltungen

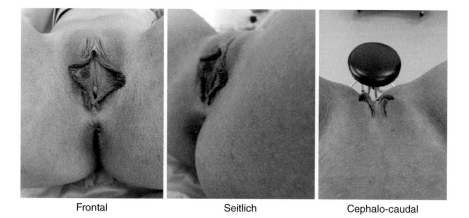

Frontal   Seitlich   Cephalo-caudal

Abb. 10.2 Aufnahmen von frontal, lateral, zephalokaudal

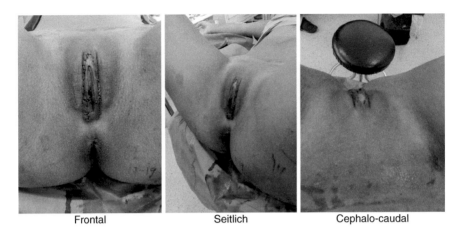

| Frontal | Seitlich | Cephalo-caudal |

Abb. 10.3 Aufnahmen unmittelbar postoperativ

In unserer mehr als 14-jährigen Praxis haben wir rote Flaggen (Alarmstufe rot) identifiziert, die es uns ermöglichen, Maßnahmen zu ergreifen und Entscheidungen zu treffen, die einen wichtigen Einfluss auf das Komplikationsrisiko haben.

Patientinnen mit einer Vorgeschichte von Depression oder Angst (erhöhtes Risiko für körperdysmorphe Störung).

Dysfunktionale Paardynamik (hier liegt meist eine sexuelle Dysfunktion verborgen), die nicht mit einem chirurgischen Eingriff gelöst werden kann.

Vorgeschichte von Tabakmissbrauch, Drogenabhängigkeit, Alkoholmissbrauch (bei diesen Patientinnen ist der Heilungsprozess mangelhaft und es gibt eine höhere Rate an Nahtdehiszenz und schlechten postoperativen Ergebnissen).

Patientinnen, die auf Druck von Partnern, Gleichaltrigen oder Eltern eine Labioplastik anfragen (diese Gruppe von Patientinnen ist in der Regel mit dem Aussehen ihrer Vulva zufrieden und benötigt keinen chirurgischen Eingriff).

Patientinnen, die bei einer Operation mehrere ästhetisch-chirurgische Eingriffe anfragen (erhöhtes Risiko für körperdysmorphe Störung).

Patientinnen, die sich wiederholt nach dem Budget und den Kosten des Eingriffs erkundigen (diese Patientinnen haben eine falsche Wahrnehmung des Kosten-Qualitäts-Verhältnisses).

Patientinnen mit einer Vorgeschichte von intimchirurgischen Eingriffen, mit Ausnahme von fehlgeschlagener Labioplastik, Amputationen, die eine Revision der Labioplastik erfordern (erhöhtes Risiko für körperdysmorphe Störung) (Abb. 10.4).

Heutzutage wird jede Ware und jede Dienstleistung mehr nach Gesamterlebnis bewertet, das damit einhergeht, als nach dem Resultat oder dem Endergebnis. Waren wir beispielsweise in einem Restaurant zum Essen und das Essen hat uns zwar nicht geschmeckt, aber die Aufmerksamkeit und der gesamte Service waren angemessen, bleibt unsere Erinnerung positiv. Aus diesem Grund wage ich es, diese Erkenntnis auf die Labioplastik zu übertragen.

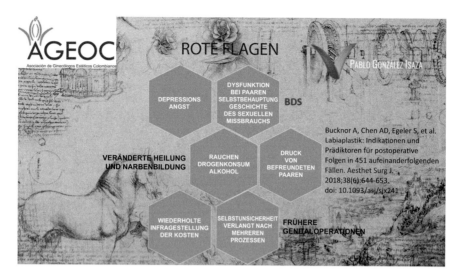

Abb. 10.4 Rote Flaggen in der Beratung zur Labia-minora-Hypertrophie

Erstkontakt der Patientin mit der Praxis

Die Labioplastik ist ein intimer Eingriff, der Scham und Unbehagen erzeugt. Beim ersten Anruf zur Anfrage einer Beratung muss es eine Rezeptionistin oder Sekretärin geben, die mit dem Verfahren vertraut ist, damit angemessene Informationen bereitgestellt werden.

Erstberatung

Der beratende Arzt sollte eine klare und freundliche Sprache verwenden, die die Patientin verstehen kann, und Grafiken oder Diagramme zur Verfügung stellen, die den Zustand veranschaulichen können. Ich betone erneut, dass die körperliche Untersuchung mit einer Kolposkopkamera oder einem Spiegel durchgeführt werden sollte; die Patientin sollte über den Operationsplan, Optionen, die Möglichkeit von Komplikationen, Asymmetrien, schlechten Ergebnissen usw. informiert werden. Zu diesem Zeitpunkt muss außerdem eine informierte Einwilligung eingeholt werden (Tab. 10.1); genauso sollte ein zeitnaher Termin für die präanästhetische Untersuchung vereinbart werden, um Fragen zu klären, frühere schlechte Erfahrungen zu besprechen und den besten Anästhesieplan zu erstellen. Was den Anästhesisten betrifft, sollte es idealerweise immer derselbe sein, da dies die Standardisierung von Protokollen ermöglicht und so die Erfahrung reproduzierbarer wird.

Tab. 10.1 Beratungsaspekte
in der Labioplastie

	BERATUNG
ERSTKONTAKT	Detailliert
AUSGEBILDETE ASSISTENTEN	Erwartungen
PRÄZISE INFORMATIONEN	Sprache
Wie haben Sie uns gefunden?	Grafiken/Fotos
	Zweifel/Fragen

Tab. 10.2 Perioperative
Aspekte

Perioperative Aspekte
Zugang/Eingangsbereich
Termin vor der Anästhesie
Personal

Perioperative Aspekte

Idealerweise findet der Eingriff in einem akkreditierten Zentrum statt, vorzugsweise im Rahmen einer medizinischen Klinik, da dies den Patientinnen Sicherheit bietet; der Praxiseingang sollte die Möglichkeit für Privatsphäre bieten, das Personal sollte in dieser Art von Verfahren geschult sein, im Bereich präoperativen Bereich sollten keine anderen Patienten aus anderen Bereichen anwesend sein, auch keine männlichen Patienten (Tab. 10.2).

Sobald die Patientin den Operationssaal oder den Vorbereitungsraum betritt, muss sich das gesamte Personal, das am chirurgischen Eingriff beteiligt ist, ordnungsgemäß vorstellen. Ich erinnere mich an mein Praktikum bei der Santa Fe Foundation in Bogota zwischen 2004 und 2005, als ich als erster Assistent bei einer Dermo-Lipektomie mit Professor Felipe Coifmann, einem Koryphäe lateinamerikanischen plastischen Chirurgie (er ruhe in Frieden) den Raum betrat. Damals verlangte Dr. Coifmann, dass sich das gesamte Personal mit vollständigem Vor- und Nachnamen vorstellen und außerdem seine jeweilige Rolle bei der durchzuführenden Operation nennen sollte.

Es ist wichtig, die Türen des Operationssaals zu schließen und den Zugang für Personal, das nicht mit dem chirurgischen Eingriff in Verbindung steht, zu beschränken; es ist nicht ungewöhnlich, dass immer wieder Personal aus anderen Räumen eintritt, um Material zu holen, was die Privatsphäre der Patientin stört.

Im Operationssaal

Vor der Anästhesie ist es wichtig, erneut eine körperliche Untersuchung durchzuführen und das Verfahren und die Technik, die durchgeführt werden sollen, mit dem Operationsteam via Checkliste zu bestätigen. Unserer Erfahrung nach ist

Tab. 10.3 Im OP-Saal zu beachtende Aspekte

Operationssaal
Ungeplante Eingriffe?
Fotos – Videos
Privatsphäre
Markierungen
Zweifel/Fragen

Tab. 10.4 Postoperative Aspekte

Nach der Operation
Kohärenz bei den Empfehlungen zur Nachsorge
Schmerzmanagement/Eis
Privatsphäre
Vorsichtiger Umgang mit Informationen

es nicht ungewöhnlich, dass Patientinnen zusätzliche Eingriffe wünschen. Es ist wichtig, der Patientin klarzumachen, dass ein Eingriff, der nicht zuvor besprochen wurde und nicht in der Einverständniserklärung vermerkt ist, idealerweise nicht durchgeführt werden sollte und dass dies nicht der beste Zeitpunkt ist, solche Entscheidungen zu treffen – nicht nur, weil die Patientin unter einem Prämedikationsprotokoll stehen könnte, sondern auch weil es in solchen Fällen vermehrt zu unerwünschten Ergebnissen kommt (Tab. 10.3).

Sobald die Anästhesie eingeleitet ist, bewerten wir die klinischen Merkmale der Hypertrophie der kleinen Schamlippen erneut, und in diesem Moment machen wir unsere ersten Markierungen nachden Richtlinien der topographischen Labioplastik.

Postoperative Aspekte

Nach dem Eingriff sollte es zur angemessenen und angenehmen Regeneration einen adäquaten Schmerzmanagementplan und lokale Maßnahmen wie Eis oder kalte Kompressen geben. Wir müssen sehr vorsichtig mit Flurgesprächen über den Fall sein. Außerdem müssen die vor und nach der Operation ausgesprochenen Empfehlungen übereinstimmen (Tab. 10.4).

Der Genesungsprozess beinhaltet auch eine angemessene telefonische Nachverfolgung, wenn möglich noch am selben Abend und am nächsten Tag. Diese sollte durch einen angemessenen Fragebogen mit standardisierten Fragen unterstützt werden, die den Genesungsprozess widerspiegeln und mit denen sich mögliche Komplikationen in der frühen Regenerationsphase identifizieren lassen. Es ist sehr wichtig, den Patientinnen zu klären, dass es bis zum erwünschten Endergebnis bis zu 6 Monate dauern kann (Tab. 10.5).

Tab. 10.5 OP-Nachsorge

1 Woche	2 Wochen	4 Wochen	12 Wochen	6 Monate	12 Monate
Entzündung	Nahtkompli-kationen	Nahtkompli-kationen	Symmetrie	Ästhetische Akzeptanz	Ästhetische Akzeptanz
Naht	Dehiszenz	Initiale Sym-metrie	Heilung	Dyspareunie	Zufriedenheit
Hämatom	Entzündung	Entzündung	Finale Sym-metrie	Zufriedenheit	
Dehiszenzen	Schmerzen	Schmerzen	Ästhetische Akzeptanz		
Infektion	Infektion		Dyspareunie		
Schmerzen					

Wenn eine persönliche Nachuntersuchung nicht möglich ist, sollte ein Videoanruf über eine verschlüsselte Plattform erfolgen, und die Informationen sollten in der Krankenakte aufgezeichnet werden.

Bei den Nachuntersuchungen sollten Entzündungen, Blutungen, Hämatome, Symmetrie und Reaktionen auf das Nahtmaterial bewertet werden.

Zusammenfassend ist es wichtig, dass eine gute Arzt-Patientinnen-Beziehung aufgebaut wird, in der eine offene Kommunikation möglich ist, Behandlungsoptionen besprochen werden können und Risikofaktoren für eine körperdysmorphe Störung identifiziert werden können. Wenn der Grund für die Konsultation mit der körperlichen Untersuchung und die Indikation mit den Erwartungen des Patientin übereinstimmt, ist die Wahrscheinlichkeit für ein negatives Ergebnis äußerst gering (Abb. 10.5).

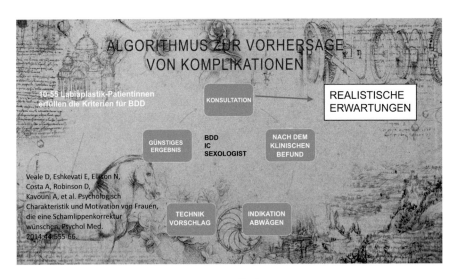

Abb. 10.5 Algorithmus zur Vorhersage von Komplikationen

Zum Zeitpunkt des chirurgischen Eingriffs sollte der Chirurg die Richtlinien der topographischen Labioplastik befolgen; wie wir wissen, ermöglichen diese eine adäquate Grundlage für alle Komponenten einer Labia-minora-Hypertrophie inklusive anatomischer Varianten, sodass das Komplikationsrisiko sehr gering ist. Hier ist jedoch zu erwähnen, dass die Menge des zu resezierenden Gewebes möglichst gering sein sollte, um ggf. später die Möglichkeit zu einer Re-Intervention zu haben, wenn es vonseiten der Patientin Unstimmigkeiten zur Ästhetik gibt. Zudem muss daran erinnert werden, dass „der erste Schnitt der tiefste ist" [8], mit anderen Worten: Wir müssen vorsichtig sein, wenn wir eine Labioplastik durchführen, da wir damit nicht nur die Sexualität unserer Patientinnen beeinflussen können, sondern auch das Risiko eingehen, dass der Eingriff als Genitalverstümmelung interpretiert wird, wie es beispielsweise Canadian Association of Gynecology and Obstetrics an alle ihre Mitglieder kommuniziert hat [9].

Komplikationsarten

Komplikationen bei der Labioplastik können zu unterschiedlichen Zeiten auftreten: intraoperativ, unmittelbar postoperativ und spät.

Intraoperativ

Bei der Hydrodissektion kann es zu einer unbeabsichtigten Punktion kommen, die ein Hämatom zur Folge hat. Bei der Verwendung von Energy-based Devices kann es unterschiedliche Grade von thermischen Effekten oder laterale thermische Schäden geben, wie im entsprechenden Kapitel bereits beschrieben, mit der Folge einer Karbonisierung des Gewebes, die zu stärkeren postoperativen Schmerzen, Nahtdehiszenz und schlechten ästhetischen Ergebnissen führt.

Diese Komplikationen stehen in engem Zusammenhang mit schlechter Technik, exzessivem Schnitt, zu hoher Nahtspannung und Fehlern bei der Wahl des Nahtmaterials.

Unmittelbar postoperativ

In dieser Phase können Hämatome auftreten. Bei nicht ordnungsgemäß ausgeführter Gefäßkartierung kann es zudem postoperativ zu Schmerzen höherer Intensität kommen. Zudem kann es schon innerhalb der ersten 72 Stunden nach dem Eingriff zu

Nahtdehiszenzen kommen. die noch bis zum 10. Tag auftreten können. Ebenso kann es Reaktionen auf das Nahtmaterial, speziell Polyglactin [10], geben. Schließlich kommen in dieser Phase bisweilen Infektionen vor, die durch die Operation selbst verursacht wurden; laut unseren Daten ist dieser Befund jedoch äußerst selten, da wir Lasertechnologie verwenden, die bakterizide Eigenschaften hat.

Späte Komplikationen

Die häufigsten späten Komplikationen sind Lymphödeme, die in der Regel durch übermäßige Spannung im Nahtbereich entstehen, und Asymmetrien, die in bis zu 15 % der Fälle vorkommen. Abnorme Narbenbildung und ästhetisches Unbehagen sind ebenfalls Aspekte, die spät auftreten können, und sind vermeidbar, wenn wir den Richtlinien der topographischen Labioplastik folgen (Abb. 10.6).

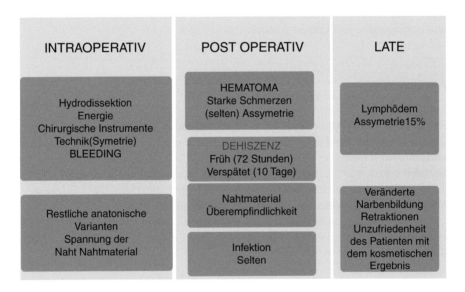

Abb. 10.6 Komplikationen der Labioplastik im Zeitablauf

Beispiele für Komplikationen

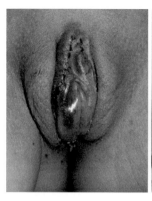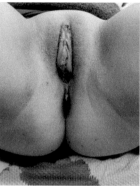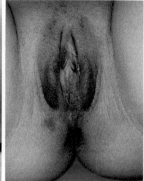

1. Hämatome
   Unsachgemäßer Schnitt, Nichteinhalten des Sicherheitsabstands im dritten
   Kompartiment (Interlabialfalte, Insertionsbasis der kleinen Schamlippen,
   Konzept der topographischen Labioplastik)

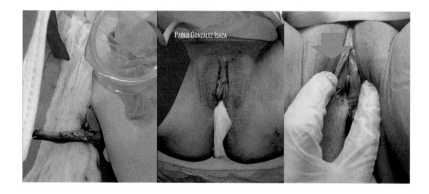

2. Schelchter Schnitt, Nichteinhalten des Sicherheitsabstands im dritten Kompartiment (drittes Kompartiment) Interlabialfalte Basis der Insertion der kleinen Schamlippen (Konzept der topographischen Labioplastik).

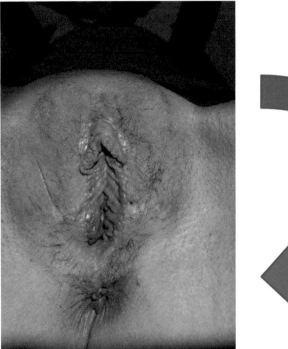

3. Amputationen, unsachgemäßer Schnitt, Nichteinhalten des Sicherheitsabstands in Kompartiment 2 (Frenulum/Insertionskomplex).

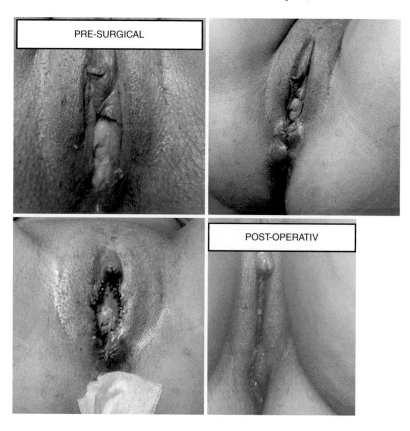

Amputationen, Nichteinhalten des Sicherheitsabstands in sämtlichen Komparti-
menten der topographischen Labioplastik (Klitorisvorhaut, Interlabialfalte, Frenu-
lumkomplex und dessen Insertionen, Insertionsbasis des Labiums). (Mit freundli-
cher Genehmigung: Dr. Alvaro Ochoa, Urogynäkologe, Cucuta, Kolumbien).

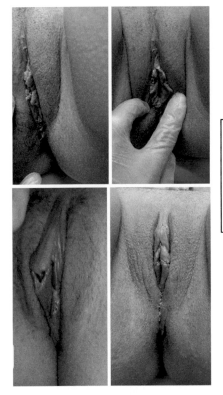

NAHTDEHISZENZ URSACHEN

- Unzureichende Energiequelle
- Unzureichende Technik
- Übermäßige Spannung der Naht
- Unzureichende Auswahl des
  Nahtmaterials
- Unzureichende Gefäßkartierung

4.   Nahtdehiszenz

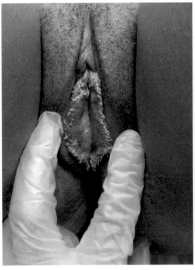

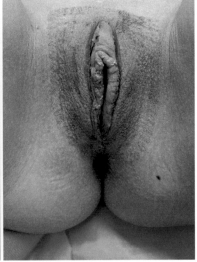

5.   Reaktion auf Nahtmaterial (Polyglactin)

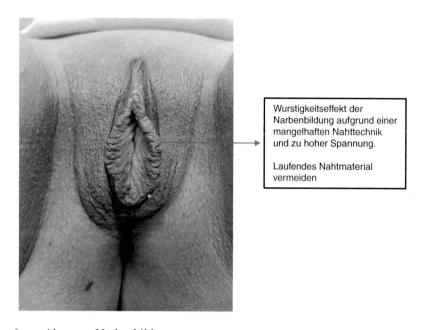

Wurstigkeitseffekt der
Narbenbildung aufgrund einer
mangelhaften Nahttechnik
und zu hoher Spannung.

Laufendes Nahtmaterial
vermeiden

6.   Abnorme Narbenbildung

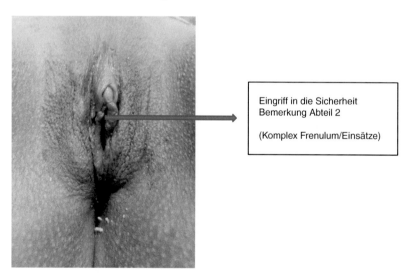

Eingriff in die Sicherheit
Bemerkung Abteil 2

(Komplex Frenulum/Einsätze)

7. Komplikationen aufgrund mangelnder Kenntnisse über anatomische Reparaturen und Sicherheitsabstände

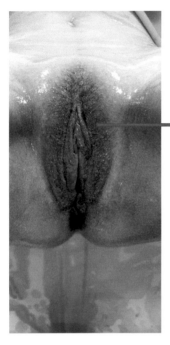

VERPFUSCHTE
SCHAMLIPPENKORREKTUR

Nicht vorheriger Ansatz der
Klitorisvorhaut und anatomische
Varianten in der horizontalen
Ebene (Verdoppelungen und
Verzweigungen)

Schlechtes ästhetisches Ergebnis.

8. Komplikationen aufgrund mangelnder Kenntnisse über anatomische Varianten

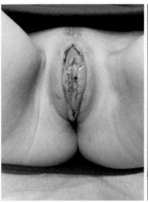 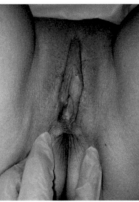

URSACHEN VON
LYMPHÖDEMEN

• Keine
  Mesokonservierung
• Spannung der Naht
• Blutungen
• Unzureichende
  Population
• Nichteinhaltung der
  Empfehlungen zur
  Nachsorge

9. Lymphödem

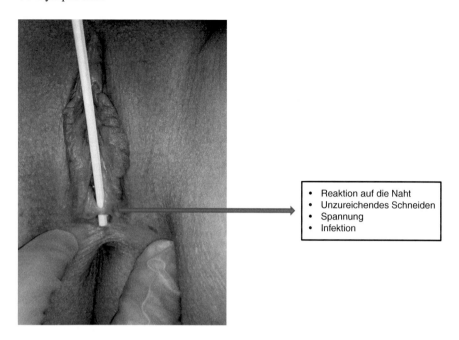

- • Reaktion auf die Naht
- • Unzureichendes Schneiden
- • Spannung
- • Infektion

10. Synechie

Anhang 1: Zentrale Aspekte zur Aufnahme in den Fragebogen zur informierten Einwilligung

Fortlaufende Nummer
Name des Zentrums
Patientinnen-ID
Detaillierte Beschreibung des Eingriffs
Tabakkonsum
Generelle Risiken
Mögliche Komplikationen/Indikationen (ästhetisch/funktionell)
Ästhetische Aspekte
Möglichkeit einer Revision/einer Second-Look-Operation
Sexuelle Aspekte
Ausfallzeit
Fotos
Videos
Verwendungszwecke der Videos and Fotos
Unterschrift möglichst in Anwesenheit eines Zeugen
Wer begleitet die Patientin?

Literatur

1. Hamori CA. Postoperative clitoral hood deformity after labiaplasty. Aesthet Surg J. 2013;33(7):1030–6. https://doi.org/10.1177/1090820X13502202.
2. Willis RN, Wong CS, Patel BC. Labiaplasty labia minora reduction. Treasure Island, FL: StatPearls Publishing; 2020.
3. Mirzabeigi MN, Moore JH Jr, Mericli AF, et al. Current trends in vaginal labioplasty: a survey of plastic surgeons. Ann Plast Surg. 2012;68(2):125–34. https://doi.org/10.1097/SAP.0b013e31820d6867.
4. Bucknor A, Chen AD, Egeler S, et al. Labiaplasty: indications and predictors of postoperative sequelae in 451 consecutive cases. Aesthet Surg J. 2018;38(6):644–53. https://doi.org/10.1093/asj/sjx241.
5. Smarrito S, Brambilla M, Berreni N, Paniel BJ. Secondary labiaplasty: retrospective study about 44 cases. Annual report SOFCPRE 2019 Ann Chir Plast Esthet. 2019. pii: S0294-1260(19)30090-1. https://doi.org/10.1016/j.anplas.2019.06.002.
6. Gowda et al. Indications, techniques and complications of labiaplasty. Interesting case. 2015. www.ePlasty.com.
7. Veale D, Eshkevari E, Ellison N, Costa A, Robinson D, Kavouni A, et al. Psychological characteristics and motivation of women seeking labiaplasty. Psychol Med. 2014;44:555–66.
8. Barbara G, Facchin F, Meschia M, Vercellini P. „The first cut is the deepest": a psychological, sexological and gynecological perspective on female genital cosmetic surgery. Acta Obstet Gynecol Scand. 2015;94(9):915–20. https://doi.org/10.1111/aogs.12660. The title caption, "The first cut is the deepest", is a quote from Cat Stevens. In: New Masters. U.K., Decca Records, 1967
9. Shaw D, Lefebvre G, Bouchard C, et al. Female genital cosmetic surgery. J Obstet Gynaecol Can. 2013;35(12):1108–12. https://doi.org/10.1016/S1701-2163(15)30762-3.
10. Cartmill BT, Parham DM, Strike PW, Griffiths L, Parkin B. How do absorbable sutures absorb? A prospective double-blind randomized clinical study of tissue reaction to polyglactin 910 sutures in human skin. Orbit. 2014;33(6):437–43. https://doi.org/10.3109/01676830.2014.950285.

Kapitel 11
Sekundäre Labia-minora-Plastik

Massimiliano Brambilla

Einführung

Die Rekonstruktion der kleinen Schamlippen ist sowohl aus ästhetischer als auch aus chirurgischer Sicht eine herausfordernde Prozedur. Die zunehmende Anzahl an Schamlippenverkleinerungen und die steigende Anzahl an Sekundäreingriffen ermutigen Intimchirurgen dazu, neue Techniken wie das Verfahren der Geweberegeneration zu erproben, um die Ergebnisse zu verbessern.

Präoperative Evaluation

Vor dem Eingriff ist eine Evaluation bezüglich folgender Aspekte erforderlich:

1. Allgemeine Ästhetik der Vulva, der kleinen und großen Schamlippen
2. Bei der Erstoperation verwendete Technik
3. Blutversorgung der kleinen Schamlippen, der Klitorisvorhaut und der Vulva
4. Qualität der Narben
5. Schmerzen und eventuelle Triggerpunkte
6. Wünsche und Erwartungen der Patientin (in Relation zu den Möglichkeiten und Grenzen)

Während der Beratung ist es sehr hilfreich, der Patientin Bilder ihrer Vulva auf einem Bildschirm (oder zumindest mithilfe eines Spiegels) zu zeigen und ihr die aktuelle Anatomie und die Behandlungsoptionen zu erklären.

Es ist ratsam, die Beratung aufzuzeichnen und eine persönliche spezifische Einverständniserklärung unterzeichnen zu lassen.

M. Brambilla (✉)
Unit of Plastic and Reconstructive Gynecology, Mangiagalli Hospital, Milan, Italy
E-Mail: dr@massimilianobrambilla.it

Klassifizierung von Defekten der kleinen Schamlippen

Defekte der kleinen Schamlippen können wie folgt klassifiziert werden:

1. Defekte durch überschüssiges Gewebe
2. Defekte durch fehlendes Gewebe
3. Hautunregelmäßigkeiten
4. Veränderte Pigmentierung

Übergröße der kleinen Schamlippen nach Labienreduktion

Übergröße kann wie folgt klassifiziert werden:

1. Teilweise Übergröße der Labia minora
2. Komplette Übergröße der Labia minora

1. Einseitig
2. Beidseitig

1. Begrenzt auf die Labia minora
2. Ausgedehnt auf die Klitorisvorhaut

Die sekundäre Reduktion von übermäßig großen Labia minora nach vorheriger Labioplastik berücksichtigt den Blutfluss und die allgemeine Ästhetik der Labia minora.

Übermäßige Reduktion der kleinen Schamlippen

Defekte können wie folgt klassifiziert werden:

1. Teildefekt der unteren, zentralen oder oberen Labia minora
2. Kompletter Verlust der gesamten Labia minora

1. Einseitig
2. Beidseitig

Chirurgische Korrektur (Abb. 11.1, 11.2, 11.3, 11.4, 11.5, 11.6, 11.7, 11.8, 11.9, 11.10, 11.11, 11.12, 11.13, 11.14, und 11.15)

Regenerative Behandlungen

Die Geweberegeneration hilft, das verbleibende labiale Gewebe und das umliegende Gewebe zu stärken, wodurch die Erfolgschancen von Sekundäreingriffen erhöht werden.

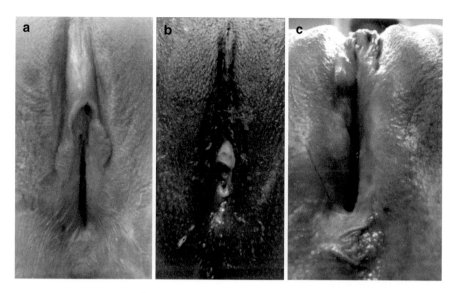

Abb. 11.1 Unterschiedliche Ätiologie, gleiches Ergebnis (**a**) Lichen sclerosus, (**b**) weibliche Genitalverstümmelung, (**c**) aggressive Labioplastik

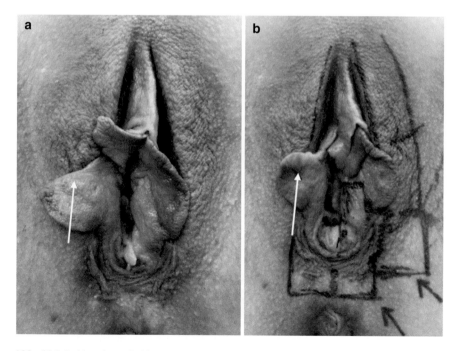

Abb. 11.2 Labia-minora-Dehiszenz rechts nach zentraler Keilexzision. **a** Vor Mikrofett-Transplantation der Labienränder (Pfeil). **b** 3 Monate nach Mikrofett-Transplantation der Labienränder (Pfeil); OP-Planung: rechts sekundäre Keilrekonstruktion, links Transpositions-Labioplastik des oberen Lappens und Mikrofett-Transplantation der Labia minora

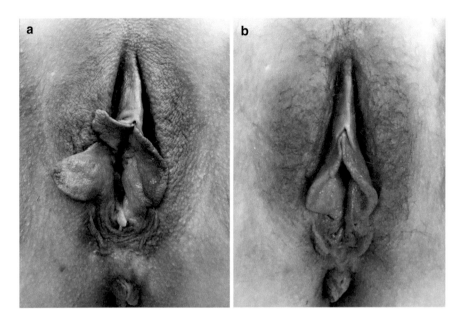

Abb. 11.3 **a** Vor der Operation; **b** nach der Operation

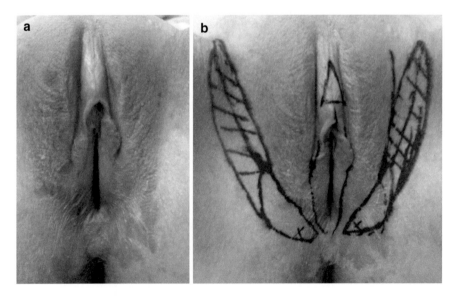

Abb. 11.4 **a** Vulvärer Lichen sclerosus, partieller Verlust der Labia minora. **b** OP-Planung: Mikro-/Nanofett-Transplantation, Hauttransplantation zur Labia-minora-Rekonstruktion, Vergrößerung der hinteren Kommissur mit perinealen Lappen

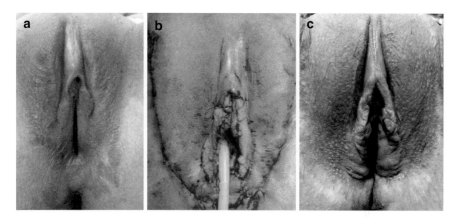

Abb. 11.5 a Vor der Operation; **b** 6 Tage postoperativ; **c** 2 Jahre postoperativ

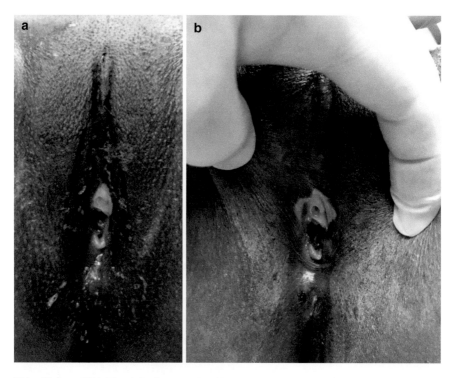

Abb. 11.6 a FGM Typ 2, **b** Stenose der hinteren Kommissur. OP-Planung: Mikro-/Nano-fett-Transplantation, Rigottomien, Hauttransplantation zur Labia-minora-Rekonstruktion

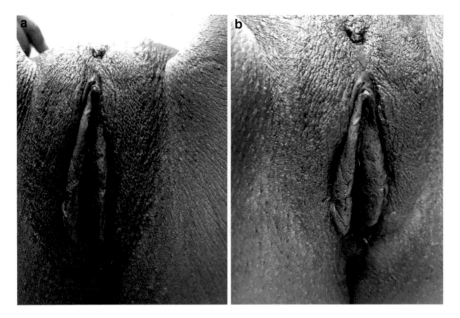

Abb. 11.7 a, b 1 Jahr postoperativ, Seitenansicht

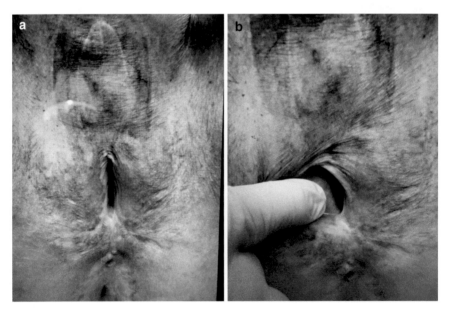

Abb. 11.8 a Schwerer vulvärer Lichen sclerosus mit Stenose und postoperativen Narben, **b** vulväre Stenose

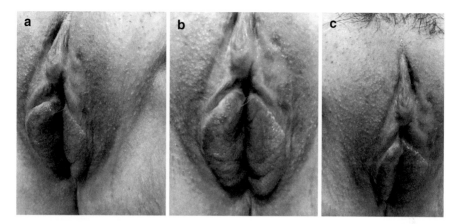

Abb. 11.9 a–c 2 Jahre postoperativ

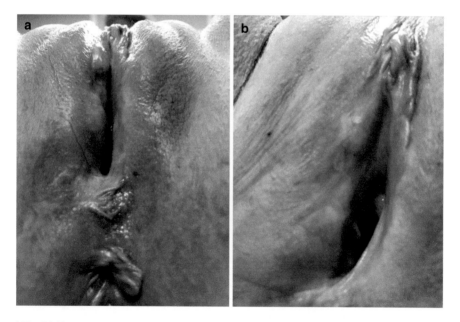

Abb. 11.10 a Amputation der kleinen Schamlippen nach Labia-minora-Plastik, **b** Stenose der hinteren Kommissur

Mikrofett-Transplantationsverfahren: Die Entnahmestelle wird mit einer Lösung aus 100 cc Kochsalzlösung, 0,25 ml Adrenalin und 20 mg Lidocain infiltriert; das Fett wird mit einer 2-mm-Mehrlochkanüle entnommen und für 10 Minuten abgesetzt oder für 2 Minuten bei 3000 U/min zentrifugiert.

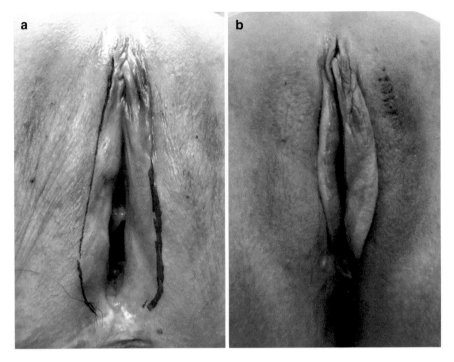

Abb. 11.11 a OP-Planung: Rekonstruktion mit Vollhauttransplantat und Mikro-/Nanofett-Transplantation; **b** Post-OP nach 2 Jahren

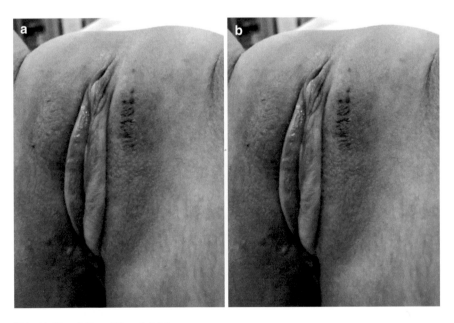

Abb. 11.12 a, b Post-OP nach 2 Jahren

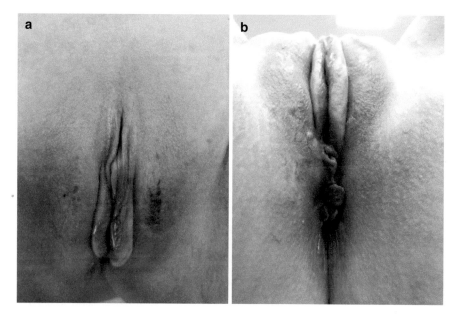

Abb. 11.13 a, b Post-OP nach 2 Jahren

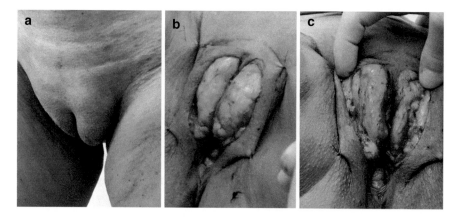

Abb. 11.14 a Übermäßige Reduktion der kleinen Schamlippen und übermäßige Vergrößerung der großen Schamlippen; **b** Dissektion der großen Schamlippen; **c** Reduktion der linken großen Schamlippe

0,3/1 ml Mikrofett-Transplantat wird mit einer 18-Gauge-Spitznadel vorsichtig in die verbleibenden kleinen Schamlippen und in das Narbengewebe transplantiert.

Nach den regenerativen Injektionen sind 2–4 Monate Wartezeit erforderlich, bevor eine chirurgische Korrektur der kleinen Schamlippen vorgenommen werden kann.

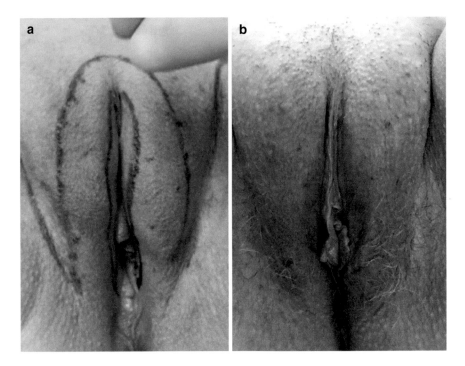

Abb. 11.15 a, **b** Post-OP nach 2 Jahren

Rekonstruktion der Labia minora

1. Hautunregelmäßigkeiten
   Unregelmäßigkeiten des Labia-minora-Rands können sich auf dem Labiakamm
   als Vertiefungen bemerkbar machen; Gründe dafür können die Naht (um dieses Problem zu vermeiden, sollten alle Nähte innerhalb von 10 Tagen nach der
   Operation entfernt werden) oder eine begrenzte Randdehiszenz sein [1].
   Eingezogene Ränder können mit CO_2-Laser-Resurfacing erfolgreich behandelt
   werden, während bei begrenzter Randdehiszenz eine Teilresektion der Ränder
   und eine sekundäre Randdehiszenz indiziert sind.
2. Partieller Defekt unterhalb 1/3
   Die Korrektur erfolgt durch Exzision von 1/2 mm der Ränder und dann Naht
   der Ränder in drei Ebenen: Fixierung des neurovaskulären Bündels mit 4/0
   oder 5/0 Vycril (je nach Gewebequalität), gefolgt von medialem und lateralem
   Hautlappen in 5/0 Vycril. Es wird empfohlen, die Vaskularität des Gewebes
   durch Injektion von PRP oder Ultrananofett-Transplantation an den Rändern zu
   verbessern (0,5 cc pro 5 cm).
   NB: Die Naht der frühen Lappendiastase birgt ein hohes Dehiszenzrisiko und
   es wird empfohlen, sie um 3 Monate zu verschieben. Wenn dieser Eingriff

aufgrund von psychischem Druck durchgeführt werden muss, wird empfohlen, die Ränder mit PRP oder Ultrananofett-Transplantation zu injizieren, um Entzündungen zu reduzieren und die Gewebequalität zu verbessern.

3. Partieller Defekt oberhalb 1/3

   a) Wenn der Defekt superior liegt und reichlich Klitorisvorhaut vorhanden und intakt ist, kann ein inferior gelegener Vorhautlappen entnommen, nach unten verlagert und an die verbleibenden Labia minora angenäht werden [2].

   b) Ist der Defekt inferior lokalisiert, kann ein inferiorer Lappen mit superiorer Basis nach oben gedreht und an die verbleibenden Labia minora genäht werden.
   Eine weitere Option ist das zweistufige Verfahren. Die kontralateralen Labia minora, die unten oder oben vaskularisiert sind, werden disseziert, getubt und auf den Defekt verlagert. Nach 2–3 Wochen wird der Lappen getrennt und beide Labia werden neu geformt.

4. Totaler Verlust der Labia minora
   Zu einem Totalverlust der Labia minora kann es aufgrund von Pathologien wie Lichen sclerosus, übermäßiger chirurgischer Resektion oder FGM kommen. Die Ergebnisse sind ähnlich bei sehr unterschiedlicher Ätiologie.

   a) Rekrutierungstechnik: Der verbleibende mediale Lappen wird medial disseziert und 2–3 cm angehoben, der laterale Lappen wird mit multiplem 5/0 Vycril an der Basis des Lappens genäht, und die Ränder werden zusammengenäht. Dies kann eine 1,5–2 cm-Labia-Rekonstruktion ermöglichen [34].

   b) Rekonstruktion mit Vollhauttransplantat: Ein Schnitt 1,5 cm seitlich von der ursprünglichen Narbe, der die Narbe selbst einschließt, wird durchgeführt. Der Lappen wird mit 0,2–0,3 cm subdermaler Dicke angehoben, um eine optimale Vaskularität zu gewährleisten. Ein Vollhauttransplantat wird aus der Leisten- oder Gesäßfalte entnommen; die Größe des Transplantats variiert je nach dem zu deckenden Defekt. Das Hauttransplantat wird mit 5/0 Vycril am medialen Labiallappen fixiert, und Kompression und Katheterisierung werden für 5 Tage aufrechterhalten. Um die Gewebevaskularität und Entzündungsreaktionen zu reduzieren, wird PRP oder Ultrananofett-Transplantat in die Ränder injiziert (0,5 cc pro 5 cm).
   Um die Qualität und Elastizität des Hauttransplantats zu verbessern, wird 3 Monate nach dem Eingriff Nanofett unter die Dermis injiziert.

   c) Der doppelt getunnelte Labia-majora-Lappen ist bestens geeignet bei schwerer Vulvastenose und Verlust der Labia minora. Die Lappen auf Fettgewebebasis werden entnommen und medial getunnelt. Die Rekonstruktion ist aus funktioneller Sicht sehr erfolgreich, während die beiden getunnelten Lappen aus ästhetischer Sicht den Labia minora ähneln.

   d) Zusätzliche Verfahren: Bei übergroßen Labia majora kann deren Reduktion optisch hilfreich sein, da sie die Vorwölbung verstärkt.

Literatur

1. ISAPS. Labiaplasty: year-to-year comparisons. 2016. https://www.isaps.org/wp-content/uploads/2017/10/GlobalStatistics2016-1.pdf.
2. Alter GJ. Labia minora reconstruction using clitoral hood flaps, wedge excisions and YV advancement flaps. Plast Reconstr Surg. 2011;127(6):2356–63.
3. Gress S. Labia minora repair. Aesthet Plast Surg. 2022;45:2447–63.
4. O'Dey DM. Complex vulvar reconstruction following female genital mutilation/cutting. Urologe A. 2017;56(10):1298–301.

Kapitel 12
Labioplastie bei Jugendlichen

Maryory Gomez

In den letzten Jahren gibt es zunehmend Zeitschriftenartikel, in denen die Zunahme der Labioplastik bei Jugendlichen stark kritisiert wird, was sowohl im sozialen Umfeld als auch in der Wissenschaft Besorgnis erregt. Aktuelle Daten berichten von einem Anstieg von 50 % pro Jahr, und in den Statistiken dominiert insbesondere das Ziel der ästhetischen Verbesserung. Eine Untersuchung in Großbritannien zeigte im Jahr 2010 eine fünffache Zunahme der Anzahl der Operationen in den letzten 10 Jahren. Von 2008 bis 2012 verzeichnete der National Health Service in Großbritannien 297 Labioplastiken bei Mädchen unter 14 Jahren [1].

In Publikumszeitschriften liest man immer wieder Schlagzeilen wie beispielsweise diese in Argentinien: *Immer mehr Teenager lassen in Rosario Genitaloperationen durchführen* [2] oder diese in Mexiko, die die Labioplastik als *Traurige Genitalplastik, die bei Teenagern immer beliebter wird* [3], bezeichnet. Ein amerikanischer Artikel beschreibt, dass die Labioplastik bei Jugendlichen aufgrund der Sorge der Teenager um ihr Aussehen und ihre Symmetrie zunimmt [4]. Der Artikel *Die Labioplastik, der neueste Modetrend unter jungen Frauen* aus Spanien beschreibt eine Studie zur Vermessung verschiedener Vulven, bei der eine erhebliche Vulven-Vielfalt festgestellt wurde, ohne dass ein Konzept einer „normalen" Vulva resultierte. In Australien wurde berichtet, dass selbst Mädchen im Alter von 9 Jahren diesen Eingriff durchführen lassen; als Gründe werden Fehlinformationen und Unsicherheiten über das Aussehen ihrer Genitalien genannt [5].

Die Sorge wird nicht nur in Publikumszeitschriften geäußert, sondern auch in wissenschaftlichen Fachzeitschriften, beispielsweise der von Bragagnini Rodriguez und Mitarbeitern im Jahr 2015 veröffentlichte Beitrag *Hypertrophie der kleinen Schamlippen, ein wachsendes Problem in der Adoleszenz* [4] belegt.

M. Gomez (✉)
Dr. Rafael Guerra Méndez Clinical Centre, Valencia, Venezuela
E-Mail: dragomez@ginecoestetica.com

© Der/die Autor(en), exklusiv lizenziert an Springer Nature Switzerland AG 2024
P. Gonzales-Isaza und R. Sánchez-Borrego, *Labioplastik – Topographie und Varianten*, https://doi.org/10.1007/978-3-031-70021-7_12

Die Zunahme könnte damit zusammenhängen, dass Jugendliche heutzutage leichteren Zugang zu Bildern von idealisierten weiblichen Genitalien haben, was Angst darüber erzeugt, wie die individuelle Anatomie beschaffen sein sollte. Diese Bilder sind häufig bearbeitet, die Darstellungen idealisiert. Hinzu kommt die vorherrschende Praxis der Intimrasur, die es ermöglicht, die eigene Vulva im Detail zu betrachten [6]. All dies kann dazu führen, dass Teenager verwirrt sind und glauben, dass eine Operation notwendig sei.

Doch die Sorge der Öffentlichkeit beschränkt sich nicht auf die Zunahme dieser Operationen, sondern bezieht sich auch auf die Fragen, wer die Eingriffe durchführt, wie sie durchgeführt werden und ob es wirklich gerechtfertigt ist, diese Operation bei Jugendlichen durchzuführen. Ich selbst habe Fälle gesehen, bei denen Fehlbehandlungen fälschlicherweise als Komplikationen bezeichnet wurden. Gerade bei jugendlichen Patientinnen besteht ein gewisses Risiko, dass sie in ungeschulte Hände geraten, wodurch großer physischer und psychischer Schaden entstehen kann.

Daher ist es wichtig, für diese Altersgruppe vier wichtige Elemente für eine erfolgreiche Operation der Labia minora zu beschreiben.

Wann ist eine Labioplastik bei Jugendlichen gerechtfertigt?

Es ist wichtig, einige Aspekte über die Phase der Adoleszenz zu bedenken, in deren Verlauf es ein breites Spektrum an Normalität gibt. Das erlaubt es uns auch, Kriterien für die Durchführung einer Labioplastik festzulegen. Pubertät geht mit anatomischen Veränderungen einher; die auffälligste Veränderung ist die Entwicklung der sekundären Geschlechtsmerkmale. Zur Adoleszenz insgesamt gehören physische, psychologische, emotionale und soziale Veränderungen [7].

Die Weltgesundheitsorganisation teilt die Adoleszenz auf Basis der Chronologie in zwei Stufen ein: erste Adoleszenz (10–14 Jahre) und zweite Adoleszenz (15–19 Jahre). Die American Society for Adolescent Health and Medicine (SAHM) hingegen ordnet die Adoleszenz zwischen 10 und 21 Jahren ein, da sie auch die psychosoziale Entwicklung berücksichtigt. Sie unterscheidet drei sich überlappende Phasen:

1. Frühe Adoleszenz von 10 bis 13 Jahren, die hauptsächlich durch pubertäre Veränderungen gekennzeichnet ist.
2. Mittlere Adoleszenz von 14 bis 17 Jahren, eine Zeit, in der risikobehaftetes Verhalten beginnen kann.
3. Späte Adoleszenz, vom 18. bis zum 21. Lebensjahr, körperliches Wachstum und Entwicklung abgeschlossen sind und die psychosozialen Ziele für die Entwicklung des Jugendlichen zum Erwachsenen erreicht werden [8, 9].

Körperliche Entwicklung

Im Alter von 15 Jahren haben Mädchen die Geschlechtsreife erreicht. In diesem Alter haben sie die Pubertät hinter sich gelassen, so dass wir uns auf die mittlere bis späte Adoleszenz konzentrieren. Was die hormonelle Achse betrifft, so umfasst sie sowohl die Regelmäßigkeit der Menstruationszyklen als auch die Beeinflussung der Entwicklung verschiedener Körperteile, insbesondere durch Östrogene, die zur Ausprägung der weiblichen Geschlechtsmerkmale führen. Die Vulva erhält ebenfalls wichtige Stimuli durch das Vorhandensein von Östrogen- und Androgenrezeptoren, wobei diese Achse ihre Reife 3 Jahre nach der Menarche erreicht.

Was den Reifungsprozess betrifft, so ist das physische Wachstum anfangs unharmonisch und verläuft in Abschnitten, bis die Entwicklung hin zu einem ausgewachsenen Körper mit Umverteilung des Körperfetts abgeschlossen ist. Jeder Mensch entwickelt sich nach einem bestimmten Muster. Je früher die Pubertät einsetzt, desto größer ist der Größenzuwachs. Frauen können folglich ihre endgültige Körpergröße zwischen 16 und 17 Jahren erreichen [6–8].

Mit Beginn der Östrogensekretion durch die Eierstöcke verändert sich die Form der Vulva: Die großen und kleinen Schamlippen nehmen an Volumen zu, die Pigmentierung der kleinen Schamlippen wird größer, das Hymen wird größer und der Genitalausfluss beginnt. Mit dem Ende der Pubertät ist das Wachstum der großen und kleinen Schamlippen abgeschlossen, und die Klitoris ist bereits als erektiles Organ erkennbar [10].

Das chronologische Alter hat wenig mit der Geschlechtsreife zu tun und das Wachstum kann sehr variabel sein. Anhaltspunkte kann der Index zur Geschlechtsreife nach Tanner (1962) bieten, der auf der Entwicklung der Geschlechtsorgane und der sekundären Geschlechtsmerkmale basiert. Die maximale Wachstumsgeschwindigkeit wird zwischen Tanner-Stadium 3 und 4 erreicht, was einem durchschnittlichen Alter von 14 bis 16 Jahren entspricht [7–9].

Kognitive und moralische Entwicklung

- In der mittleren Adoleszenz glauben Jugendliche, dass jeder auf ihr Verhalten oder ihr Aussehen achtet.
- Sie denken, sie seien einzigartig und besonders.
- Sie sind fähig zu reflektieren und zwischen wahr und falsch zu unterscheiden.
- Gefühle der Allmacht und Unsterblichkeit: risikobehaftetes Verhalten.
- Sie sind auf der Suche nach ihrer Identität.
- Sie suchen Vorbilder in Führungspersönlichkeiten; sie interessieren sich vor allem für die Gegenwart.

- Nach dem Alter von 17 Jahren haben sie die Fähigkeit zur Analyse und Refle-xion; sie blicken über den Tellerrand hinaus; sie sorgen sich mehr um ihre Zu-kunft und haben ein rationales und realistisches Bewusstsein.
- Konkretisierung von moralischen, religiösen und sexuellen Werten [6, 7, 11].

Emotionale Entwicklung

- In der mittleren Adoleszenz denken Jugendliche über sich selbst nach, machen sich Sorgen um ihr Aussehen und fühlen sich unsicher bezüglich ihrer Attrakti-vität.
- Mode und Werbung bringen sie dazu, ein bestimmtes Körperklischee zu bewun-dern.
- Ihnen fehlt die Reife, ihre Reaktion zu kontrollieren, wenn sie Rückschläge er-leiden.
- Sie zeigen oppositionelles oder negativistische Verhalten.
- In der späten Adoleszenz sind Jugendliche unabhängiger und emotional stabiler.
- Sie fühlen sich nicht als Opfer und haben eine sehr klare Identität.
- Sie legen mehr Wert auf ihr Image, und einige sind mit ihrem Aussehen zufrie-den.
- Ängste verschwinden [6, 7, 11].

Wenn wir also wissen, wann Jugendliche eine gewisse Reife erreicht haben, nicht nur physisch und psychisch, sondern auch kognitiv, moralisch und emotional, kön-nen wir Kriterien für die Durchführung einer Labioplastik bei Jugendlichen auf-stellen:

1. Denken Sie daran, dass die Reifung unterschiedlich schnell abläuft. Zunächst sollte eine konservative medizinische Behandlung versucht werden, die die Verwendung von lockerer Kleidung und gute Genitalhygiene empfiehlt, bis die Jugendliche das Alter erreicht hat, in dem die Schamlippen ausgewachsen sind [7, 11, 12].
2. Die Operation sollte nicht durchgeführt werden, wenn die Menarche noch nicht eingetreten ist oder sich noch keine Geschlechtsmerkmale entwickelt haben. Daher ist es wichtig, sich an den Tanner-Stadien zu orientieren und Stadium 3–4 abzuwarten [7, 8, 10, 11].
3. Dies sollte 3–4 Jahre nach der Menarche der Fall sein, wobei nicht nur auf eine ausreichende Geschlechtsreife geachtet werden sollte, sondern auch auf die psychische und emotionale Reife. Diese ist ungefähr zwischen 15 und 16 Jahren erreicht, wenn man für die Menarche von einem Altersdurchschnitt von 11–12 Jahren ausgeht; regionale Unterschiede sind möglich [13].
4. Begleitsymptome sind Kriterien, die immer relevanter werden. Wichtiger als die Größe der kleinen Schamlippen ist das Ausmaß des Unbehagens aus funk-tionellen, psychologischen und ästhetischen Gründen [1, 13–15].

5. Führen Sie eine Labioplastik dann durch, wenn eine Hypertrophie der Schamlippen von mehr als 4 cm oder Typ 3 nach der Motakef-Klassifikation vorliegt [14–16].
6. Vorsicht bei Patientinnen, die eine Asymmetrie aufweisen, auch wenn deren Wahrscheinlichkeit bei 17–25 % liegt. Wie bereits erklärt gibt es im Zeitraum von bis zu 4 Jahren nach der Menarche hormonelle Rezeptoren in der Vulva, die das ungleiche Wachstum beider Schamlippen weiterhin stimulieren können [6, 17].
7. Wenn die Jugendliche eine Operation wünscht, muss sie spezifische Probleme benennen und realistische Ziele haben, muss Reife zeigen und das Verfahren, die Risiken und Konsequenzen verstehen und sollte nicht auf Drängen ihrer Eltern um eine Operation bitten. Die American Society of Plastic Surgery konnte zeigen, dass chirurgische Eingriffe, die aus den persönlichen Forderungen von Jugendlichen resultieren, ein günstigeres Ergebnis haben, als wenn das Bedürfnis nach einem Eingriff eigentlich von Familienmitgliedern ausgeht [1, 6].
8. Wenn der Leidensdruck als erheblich eingeschätzt wird, sollte eine psychologische Begutachtung angestrebt werden [6, 12].
9. Körperdysmorphe Störung: Es darf nicht vergessen werden, diese bei der Beurteilung auszuschließen [18]. Es ist wichtig zu wissen, dass es Publikationen gibt wie beispielsweise den Artikel von Spriggs und Gilliam mit dem Titel **„Body Dysmorphic Disorder: Contraindication or Ethical Justification for female genital cosmetics surgery in adolescents"**, in dem beschrieben wird, wie sich durch die Verbesserung eines Körperteils, der den Betroffenen Sorgen bereitet, mehr Lebensqualität erzielen lässt. Doch es ist selbstverständlich unerlässlich, eine gute Entscheidung zu treffen. So gilt es durchaus, die Kritiker zu hinterfragen, die behaupten, dass eine Operation in dieser Situation keinen Nutzen bringt, und den möglichen Schaden zu bedenken, der entstehen könnte, wenn diesen Patientinnen die Behandlung verweigert wird [19].
10. Die British Society for Pediatric and Adolescent Gynecology ist der Ansicht, dass es keine ausreichende wissenschaftliche Evidenz gibt, die die Labioplastik bei Mädchen unter 18 Jahren rechtfertigen würde. An erster Stelle sollte die Beratung stehen, und die Labioplastik sollte das letzte Mittel sein [20].

Auch das American College of Obstetrics and Gynecology (ACOG) veröffentlichte im Mai 2016 Empfehlungen zur Labienkorrektur bei Jugendlichen [18]:

- Wenn weibliche Jugendliche medizinische Behandlung suchen, sollte der erste Schritt die Aufklärung und Beruhigung hinsichtlich normaler Variationen in Anatomie, Wachstum und Entwicklung sein.
- Vor einem chirurgischen Eingriff ist eine angemessene Beratung und Beurteilung der körperlichen Reife und emotionalen Bereitschaft erforderlich.
- Jugendliche Mädchen sollten auf eine körperdysmorphe Störung untersucht werden, wenn der Gynäkologe dies empfiehlt.
- Der betreuende Gynäkologe sollte gut über die Indikationen und den richtigen Zeitpunkt für chirurgische Eingriffe Bescheid wissen.

Die ACOG beschreibt zudem, dass weibliche Jugendliche oft den Wunsch haben, körperliche Zustände zu verbessern, die sie als mangelhaft empfinden und die sie, wenn sie nicht korrigiert werden, bis ins Erwachsenenalter beeinträchtigen können. Diese Altersgruppe kann aufgrund gesellschaftlicher Vorstellungen vom idealen weiblichen Körper und elterlicher Sorgen um körperliche Perfektion unter besonderem Stress stehen. Obwohl rekonstruktive Verfahren, die darauf abzielen, Anomalien (die durch angeborene Defekte, Traumata, Infektionen oder Krankheiten verursacht werden) zu korrigieren, oder kosmetische Eingriffe zur Umformung eigentlich normaler Strukturen die Funktion, das Aussehen und das Selbstwertgefühl verbessern können, sind nicht alle Jugendlichen für einen chirurgischen Eingriff geeignet.

Wie untersucht man jugendliche Patientinnen?

Die Umgebung, in der die Untersuchung durchgeführt wird, ist von grundlegender Bedeutung. Privatsphäre und Komfort sind bei dieser Art von Untersuchung unerlässlich.

Das Wichtigste ist der Aufbau einer guten Arzt-Patientin-Beziehung, die die Angst vor gynäkologischer Untersuchung beseitigt und es der Patientin ermöglicht, Fragen zu stellen. Als Gründe für die Konsultation nennen die jungen Frauen in der Regel lokale Irritationen, Beschwerden beim Gehen oder Sitzen, Hygieneprobleme und Fissuren während der Menstruation, Beschwerden beim Sport, Volumenzunahme oder Ästhetik.

Was die Wahl der Begleitperson betrifft, so hängt diese vom Alter der Jugendlichen in Verbindung mit den in jedem Land geltenden Gesetzen ab. Es wird in der Regel der Jugendlichen überlassen zu entscheiden, ob ihre Eltern, meist ihre Mutter, dabei sein sollen. Jedoch wird für eine Begutachtung im Zusammenhang mit dieser Operation vor dem 18. Lebensjahr vorgeschlagen, dass sich der Arzt Zeit nimmt, um auch allein mit der Jugendlichen zu sprechen, um deren tatsächliche Bedürfnisse zu erfragen. Begleitung ist dann ratsam, wenn es darum geht, das Verfahren zu verstehen, wenn dies den Kriterien entspricht.

Die durchzuführende Untersuchung variiert je nachdem, ob die Jugendliche schon Geschlechtsverkehr hatte. Falls nicht, wird eine Inspektion der äußeren Genitalien in der Schmetterlings- oder Froschposition durchgeführt (Abb. 12.1). Für den seitlichen Zug an den Labia majora (Abb. 12.2) und falls die Jugendliche schon Geschlechtsverkehr hatte, wird die Untersuchung in Steinschnittlage durchgeführt [10, 21]. Um die Jugendliche so gut wie möglich zu beruhigen, sollte jeder Schritt vor seiner Durchführung zunächst erklärt werden. Außerdem ist es unerlässlich, dass der Patient und der Arzt die Genitalien gemeinsam mit einem Kolposkop oder Spiegel betrachten, um die Anatomie zu erklären und die Art der OP-Technik zu erläutern, falls eine Operation in Betracht gezogen wird.

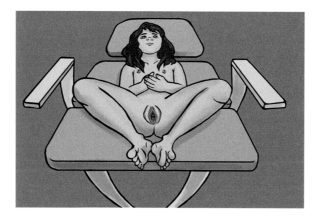

Abb. 12.1 Schmetterlingsposition

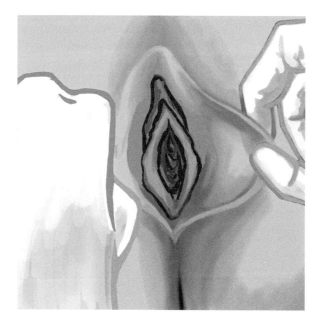

Abb. 12.2 Zug an den Labia minora

Nachdem die Jugendliche umfassend untersucht wurde und die Bedingungen der Operation akzeptiert hat, muss sowohl von der Jugendlichen als auch von ihrer Begleitperson eine Einverständniserklärung unterschrieben werden [22].

Wahl der Technik

Bei der Wahl der für diese Altersgruppe geeigneten Technik sollten bestimmte Kriterien berücksichtigt werden. Geeignet ist eine weniger komplexe Technik, die der jeweiligen Anatomie der kleinen Schamlippen entspricht. Die Komplikationsrate, z. B. für Nahtdehiszenz, sollte gering sein, und der postoperative Pflegeaufwand sollte möglichst niedrig sein, da diese Altersgruppe möglicherweise die Anweisungen nicht ausreichend befolgt. Entscheidend ist selbstverständlich, dass der Chirurg die gewählte Technik beherrscht. Ebenso sollte darauf geachtet werden, dass eine Klitorisvorhautreduktion durchgeführt wird, falls dies erforderlich ist, da eine diesbezügliche Unterlassung häufig der Grund für eine erneute Intervention ist.

Bei dieser Art von Operation geht es nicht nur um die Auswahl der Technik und das Begutachten der Vulva in einer Ebene. Es gibt vielmehr verschiedene Dimensionen und Proportionen, die eine adäquate Harmonisierung dieses Bereichs ausgehend vom Goldstandard erfordern. Neben der Beurteilung der Länge der kleinen Schamlippen, hier mit „b" markiert, und des Frenulums bzw. der hinteren Kommissur (d) ist es unerlässlich, auch die Klitorisvorhaut (a) zu betrachten, da sie zusammen mit der Klitoris (c) für die Harmonisierung des mittleren Teils der Vulva wichtig ist (Abb. 12.3).

Die am häufigsten angewandten chirurgischen Techniken in dieser Altersgruppe sind die einfache Inzision und die Keiltechnik, entweder im zentralen Teil (auch

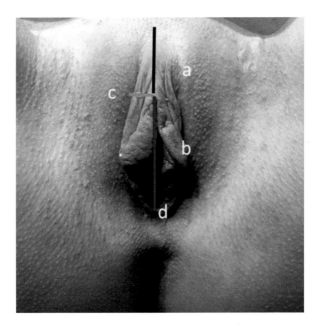

Abb. 12.3 Zu berücksichtigende Punkte für die Harmonisierung des Bereichs. **a** Klitorisvorhaut, **b** kleine Schamlippen, **c** Klitoris, **d** Frenulum bzw. hintere Kommissur

als Alter-Technik bezeichnet) oder am unteren Rand. Als Komplikationen werden in der Literatur Dehiszenzen mit 2–5 % beschrieben, wobei in den meisten Fällen zufriedenstellende Ergebnisse berichtet werden [1, 12–15, 20, 23–25].

P.K. Jotilakshmi und Mitarbeiter in Großbritannien berichteten bereits in ihrer Studie mit dem Titel **„Labial reduction in adolescent population: a case series study"** aus dem Jahr 2009 von der Beliebtheit der Labia-minora-Reduktion bei Jugendlichen. Die Stichprobe bestand aus sechs Patientinnen im Alter von 11–16 Jahren, zwei davon mit psychischen Gesundheitsproblemen, denen dann auch psychologische Unterstützung angeboten wurde, drei mit bilateraler Reduktion und drei mit einseitiger Reduktion. Die verwendeten Techniken waren einfache Inzision und Keil-Technik, alle ohne Komplikationen und mit einem Nachbeobachtungszeitraum von nur 3 Monaten [26].

Eine weitere Studie aus dem Jahr 2015 stammt von P. Bragagnini et al. vom Miguel Servet Children's Hospital in Saragossa. Sie trägt den Titel **„Labia minora hypertrophy, a growing problem in adolescence"**. Bei 29 Patientinnen zwischen 11 und 15 Jahren wurden bei 16 Kriterien für eine Operation festgestellt. Die Eingriffe erfolgten mit einfacher Inzisionstechnik, in einem Fall kam es zu einer erneuten Vergrößerung einer der Schamlippen, die mediane Nachbeobachtungszeit betrug 1 Jahr [23].

Yarumi Ochoa Gilbertund Mitarbeiter vom Cerro Pediatric Teaching Hospital in Havanna, Kuba, veröffentlichten 2018 die Ergebnisse ihrer Studie mit dem Titel **„Hypertrophy of labia minora at puberty"**. Der im Rahmen dieser deskriptiven Studie mit 21 Patientinnen mit einem Durchschnittsalter von 13 Jahren (11–14 Jahre) durchgeführte Eingriff war die einfache Resektion des distalen Randes; bei 76,2 % erfolgte der Eingriff bilateral; 14,3 % benötigten eine Operation der Klitorisvorhaut; es wurde von einer Komplikation berichtet. Die Ergebnisse waren ästhetisch und funktionell zufriedenstellend [20].

Mit meiner mehr als 10-jährigen Erfahrung in der ästhetischen Gynäkologie führte ich zwischen Mai 2017 und September 2018 bei 25 Patientinnen eine Reduktionslabioplastik durch, 7 Patientinnen waren zwischen 10 und 16 Jahren, 18 waren zwischen 17 und 21 Jahren alt. Es gab keine Komplikationen und die verwendete Technik war die einmalige Inzision. Von diesen 25 Patientinnen benötigten 13 eine Reduktion der Klitorisvorhaut. Der häufigste Grund für die Operation waren Beschwerden beim Tragen von enger Kleidung (100 %), der zweithäufigste Grund (84 %) waren Fissuren im Vulvabereich während der Menstruation, gefolgt von ästhetischen Gründen (72 %).

Komplikationen

Die in der Literatur berichteten Komplikationsraten variieren von 2 % bis 5 % und wurden wie folgt benannt:

- Verletzungen
- Ödeme
- Infektionen
- Dehiszenz

Dehiszenz wird dabei am häufigsten genannt; sie steht in Zusammenhang mit der gewählten Technik, insbesondere mit den Keiltechniken [27] (12.4). Oranges et al. beschreiben ein Vorkommen von Wunddehiszenz in 10 % der Fälle, bei denen eine Keilresektion vorgenommen wurde, und Hämatome in 40 % der Fälle mit einer Z-Plastik.

Ein Review von Oranges et al. zu 38 zwischen 1971 und 2014 veröffentlichten Studien, an denen 1981 Patientinnen im Alter von mindestens 10 Jahren beteiligt waren, berichtet als häufigste Komplikationen Wunddehiszenz, Hämatombildung, postoperative Blutungen und Harnverhalt. Alle Studien nennen eine Zufriedenheitsrate von über 90 % und eine Komplikationsrate von 6,76 %, keine der Komplikationen wurde als schwerwiegend eingestuft. Ebenso wichtig ist der Effekt des Wandels der verwendeten OP-Techniken im Laufe der Jahre. Die Autoren nennen zudem eine Revisionsoperationsrate von 1,7 % infolge von nicht ausreichend entferntem Gewebe [28].

Da es aufgrund von Faktoren wie z. B. hormoneller Stimulation, Schwangerschaft oder fibroepithelialen Veränderungen aufgrund von häufigem Reiben in diesem Bereich zu einem Wachstum der kleinen Schamlippen kommen kann, kann das Ergebnis der Operation nicht garantiert werden. Dies sollte mit den Jugendlichen besprochen werden.

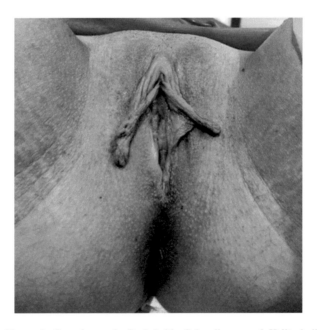

Abb. 12.4 Dehiszenzder Insertion an der Basis beider Schamlippen nach Keiltechnik

Schlussfolgerungen

- Die British Society for Pediatric and Adolescent Gynecology ist der Ansicht, dass es nicht ausreichend wissenschaftliche Evidenz für die Labioplastie gibt; bei Mädchen unter 18 Jahren sollte die Beratung der geeignetste Ansatz sein, und die Labioplastik sollte den letztmöglichen Schritt darstellen.
- Zuerst muss eine Aufklärung über die Anatomie der Vulva stattfinden, bevor über eine chirurgische Maßnahme entschieden wird. Manchmal suchen weibliche Jugendliche nur Antworten auf ihre Frage, ob das, was sie fühlen oder sehen, abnormal ist. Daher ist es bei der ersten Evaluierung wichtig, dass man sich klar macht, was genau evaluiert werden sollte und welchen Schwerpunkt die Jugendliche in Bezug auf ihre Symptome setzen könnte.
- Die Berücksichtigung der verschiedenen Kriterien reduziert Komplikationen und hilft, funktionale oder psychische Schäden zu verhindern.
- Die OP-Technik muss individuell ausgewählt werden, einfach durchzuführen und mit einem geringen Komplikationsrisiko verbunden sein.
- Labioplastiken bei Jugendlichen sollten von ausgebildeten und erfahrenen Chirurgen durchgeführt werden.

Literatur

1. Battisti C, Milanesi ML, De Freitas NF, Krauterbluth P, Junior S, Bins P. Treatment of hypertrophy of small vaginal lips in adolescence - current experience of the Hospital da Criança Santo Antônio da Santa Casa de Misericórdia de Porto Alegre. Rev Bras Cir Plást. 2018;33(Suppl. 1):175–7.
2. Ferrarece S. More and more teenagers are having genital surgery in Rosario. Rosario, Argentina, December 14, 2017.
3. https://www.rosario3.com/noticias/Cada-vez-mas-adolescentes-se-operan-los-genitales-en-Rosario-20171213-0027.html.
4. Osborne S. Teen labioplasty surgery is on the rise as teenagers worry about appearance and symmetry, United Kingdom, 28 April 2016. https://www.independent.co.uk/news/world/americas/teen-labiaplasty-surgery-is-on-the-rise-as-adolescents-worry-about-appearance-and-symmetry-a7006081.html.
5. Ander A. Lip plasty the latest "pussy" fashion craze in young girls, 18 July 2018, Spain.
6. Boraei S, Clark C, Frith L. Labioplasty in girls under 18 years of age: an unethical procedure. Clin Ethics. 2008;3:37–41.
7. Güemes-Hidalgo M, Ceñal GM, Hidalgo VM. Pubertad y Adolescencia. Adolescere. 2017;V(1):7–22.
8. Casas JJ, Ceñal MJ. Adolescent development. Physical, psychological and social aspects. Pediatr Integral. 2005;9:20–4.
9. Castellano G, Hidalgo MI, Redondo AM. Adolescent medicine. Comprehensive care. Madrid: Ergon; 2004.
10. Parera N, De Alvarez SM, Calaf AJ, Ros RR, Cornellá CJ. Clinical manifestations of puberty in males and females. Manual de Salud Reproductiva. 3:101–51. https://ccp.ucr.ac.cr/bvp/pdf/manual/saludreproductiva/03%20Salud%20reproductiva%20e.pdf
11. Yglesias DJ. Adolescent development: physical, psychological and social aspects. Pediatr Integral. 2013;XVII(2):88–93.

12. Wood P. Cosmetic general surgery in children and adolescents. Clin Obstet Gynaecol. 2018;48:137–46.
13. Reddy J, Laufer RM. Hypertrophyc Labia minora. Mini review. J Pediatr Adolesc Gynecol. 2010;23:3–6.
14. Rodriguez S, Torres A, Enriquez E, Ayuso R, Santamaria JI. Hypertrophy of labia minora in puberty. Cir Pediatr. 2009;22:109–11.
15. Monteagudo BM, Monteagudo L, Yglesias YA. Labia minora hypertrophy in an adolescent girl. Presentation of a patient, Hospital Ginecoobstetrico Universitario „Mariana Grajales", Medigraphic; 2012.
16. Hamori C, Banwell P, Alinsod R. Female cosmetic genital surgery. Concepts, classification and techniques. In: Banwell P, editor. Anatomy and classification of the female genitalia: implications for surgical management. New York: Thieme Medical Publishers, inc; 2017. S. 4–22.
17. Hamori C. Teen labioplasty: a response to the May 2016 American College of Obstetricians and Gynecologyst (ACOG) recommendations on labioplasty in adolescents. Aesthet Surg J. 2016;36(7):807–9.
18. Committee Opinion No. 662: Breast and labial surgery in adolescents. Obstet Gynecol. 2016;127(5):e138–40.
19. Spriggs M, Gilliam L. Body dysmorphic disorder: contraindication or ethical justification for female genital cosmetics surgery in adolescents. Bioethics. 2016;30(9):706–13.
20. Ochoa GY, Rodríguez M, Pérez J. Hypertrophy of labia minora in puberty J Urol. 2018;7(1).
21. Gynecological examination in girls and adolescents. https://sego.es/mujeres/Exploracion_ninas.pdf.
22. Arbo A, Ayala F, Irala A. Adolescence clinical manual. Comprehensive management of adolescents with a rights-based approach. Asunción, Paraguay: Ministry of Public Health and Social Welfare; 2012.
23. Bragagnini RP, Alvarez GN, Gonzalez RY, Ruiz TM, Escartin VR, Gonzalez NM. Labia minora hypertrophy. A growing problem in adolescence. Cir Pediatr. 2015;28:196–9.
24. Runacres SA, Wood PL. Cosmetic labioplasty in an adolescent population. J Pediatr Adolesc Gynecol. 2016;29(3):218–22.
25. Lynch A, Marulaiah M, Samarakkody U. Reduction labioplasty in adolescents. J Pediatr Adolesc Gynecol. 2008;21(3):147–9.
26. Jothilakshmi PK, Salvi RN, Hayden BE, Bose-Haider B. Labial reduction in adolescent population - a case series study. J Pediatr Adolesc Gynecol. 2009;22:53–5.
27. Georgiou CA, Venatar M, Dumas P, et al. A cadaveric study of the arterial blood supply of the labia minora. Plast Reconstr Surg. 2015;136:167.
28. Oranges CM, Sisti A, Sisti G. Labia minora reduction techniques. A comprehensive literature review. Aesthet Surg J. 2015;35(4):419–31.

Kapitel 13
Was kommt nach einer Labioplastie?

Diana Lorena Velez Rizo

Einführung

Die Labia-minora-Reduktionslabioplastik ist ein häufig angefragtes Verfahren, bei dem eine ausreichende Resektion angestrebt wird, um eine angemessene und harmonische äußere Genitalanatomie zu erzielen, wobei die Funktionalität und die neurovaskulären Strukturen für ein besseres postoperatives Ergebnis respektiert werden.

In der Literatur berichten Studien über eine maximale Nachbeobachtungszeit von 6 Jahren mit häufigem Ausscheiden von Patientinnen aus der Studienpopulation, ein Phänomen, das hauptsächlich durch die hohe Zufriedenheitsrate mit dem Verfahren erklärt wird.

Mehr als die Hälfte der Frauen neigt dazu, nicht mit Verwandten, Freunden oder Eltern über ihr Unbehagen bezüglich der Größe der Labia minora zu sprechen; Beschwerden können entweder funktionell, ästhetisch oder sexuell sein. Dieses Szenario ändert sich drastisch im postoperativen Zustand, in dem mehr als 95 % der Frauen das Verfahren empfehlen und eine positive Veränderung in ihrem Leben feststellen, die ihr Selbstwertgefühl verbessert [1].

Um die Ergebnisse und Veränderungen nach einer Labioplastik zu bewerten, ist es wichtig, die Motivationen und Erwartungen der Frauen vor dem chirurgischen Eingriff zu kennen. Es wurde beschrieben, dass 71 % der Frauen sich Sorgen um ihr Aussehen machen, von 61 % werden körperliche Beschwerden, von 31 % Unbehagen im Zusammenhang mit sexuellen Beziehungen und von 17,4 % allgemeines Unwohlsein im täglichen Leben genannt. Bis zu 40,4 % nennen funktionelle Beschwerden wie Reizung, Unbehagen mit enger Kleidung, während körperlicher

D. L. V. Rizo (✉)
Gynecology Department, Dra. Diana Vélez Rizo Ginecología Avanzada – Fundación Cardioinfantil, Bogotá D.C., Cundinamarca, Kolumbien
E-Mail: info@dianavelezginecologa.com

Betätigung, bei sexuellen Aktivitäten und Schwierigkeiten bei der Hygiene, aber nur wenige dieser Fälle sind von den Krankenkassen abgedeckt [2–4].

In diesem Kapitel gehen wir auf die Implikationen und postoperativen Ereignisse bei der Labia-minora-Reduktionslabioplastik ein.

Prognostische Faktoren für postoperative Folgen

Alter der Patientin beim Eingriff

Es wurde beschrieben, dass Patientinnen, die sich in jungen Jahren einer Labioplastik unterzogen haben, erneut eine Hypertrophie der Labia minora aufweisen können, da die Labien hormonell bedingt noch wachsen. Ein genauer Prozentsatz für ein solches Wiederauftreten wird in der Literatur jedoch nicht genannt.

Bei der Bewertung der Auswirkungen der Labioplastik im Jugendalter sind Aspekte wie die Kenntnisse bezüglich anatomischer Normalität bzw. wahrgenommenem „normalem" Aussehen, pubertärer Entwicklung, Anatomie, Physiologie und Optionen für chirurgische Eingriffe einschließlich Risiken und Komplikationen zu betrachten.

Die Empfehlungen des *ACOG (American College of Obstetricians and Gynecologists)* betonen die Bedeutung von Informationen, Beratung und angemessenen chirurgischen Entscheidungen bei jugendlichen Patientinnen, die an ästhetischer Intimchirurgie interessiert sind, um eventuelle Einschränkungen der Lebensqualität aufgrund einer Hypertrophie der Labia minora einzuschätzen, assoziierte Pathologien auszuschließen und zu entscheiden, ob das Verfahren verschoben oder durchgeführt werden soll. Im Falle einer Entscheidung für den Eingriff wird empfohlen, diesen frühestens 2 Jahre nach der Menarche durchzuführen [5].

Laut allgemeiner Empfehlungen zum Thema ästhetische Intimchirurgie sollten solche Eingriffe im Jugendalter ohne definitive medizinische Indikation bis zum Altern von mindestens 18 Jahren vermieden werden [6].

Rauchen

Rauchen ist ein bekannter Risikofaktor für schlechte Wundheilung, der die postoperativen Ergebnisse beeinflusst. Laut Schätzungen treten postoperative Komplikationen bei Raucherinnen im Vergleich zu Nichtraucherinnen häufiger auf (21 % vs. 11 %) [7].

Daher sollte der Patientin geraten werden, mindestens 2 Monate vor und 2 Monate nach dem Eingriff nicht zu rauchen, um den Heilungsprozess zu unterstützen und das Risiko von Komplikationen zu reduzieren.

Sexuelle Funktionsstörungen

Ein weiterer schlechterprognostischer Faktor, der in der Literatur für die postoperative Labioplastik definiert wurde, sind *sexuelle Funktionsstörungen* als Indikation für die Operation, da sie den Bedarf an Revisionseingriffen auf statistisch signifikante Weise erhöhen (31,3 % vs. 10,7 %, $P = 0,002$).

Da sexuelle Funktionsstörungen multifaktoriellen Ursprungs sind, ist bei Patientinnen, die eine Labioplastik als Lösung für diesen Zustand in Betracht ziehen, eine zusätzliche Bewertung zur Untersuchung von Symptomen im Zusammenhang mit der Funktionsstörung wie veränderte Phasen der sexuellen Erregung und Schmerzen vor dem Sex obligatorisch, um ggf. auszuschließen, dass die Hypertrophie der Labia minora für die sexuelle Funktionsstörung verantwortlich ist [7].

Obwohl laut mehreren Studien die Labioplastik die allgemeine sexuelle Zufriedenheit verbessert, bedeutet dies nicht, dass sie durchgeführt wird, um die Phasen der sexuellen Erregung (Verlangen, Interesse, Erregung und Orgasmus) zu verbessern oder umSchmerzen, die den Geschlechtsverkehr einschränken, zu lindern.

Körperdysmorphe Störung

Bei 7–13 % der Frauen, die einen intimchirurgischen Eingriff durchführen lassen möchten, wird eine *körperdysmorphe Störung* diagnostiziert.

Diese Diagnose sollte präoperativ in Betracht gezogen werden, wenn die Patientin eine übermäßige Beschäftigung mit einem Defekt milder oder nicht wahrnehmbarer Ausprägung aufweist oder der Wunsch nach einem Eingriff mit obsessivem Denken und zwanghaften Verhaltensweisen verbunden ist, die sich auf die täglichen Aktivitäten auswirken [8].

Die körperdysmorphe Störung ist die relevanteste psychiatrische Erkrankung im Zusammenhang mit ästhetischen Verfahren. Dabei übersteigen die Erwartungen der Patientinnen häufig das tatsächlich mit einem chirurgischen Eingriff erzielbare Resultat, was zu einer hohen Wahrscheinlichkeit von Unzufriedenheit in der postoperativen Phase führt. Daher ist es sehr wichtig, diese Erkrankung erkennen und benennen zu können, da sie in der Regel Leiden und erhebliche Beeinträchtigungen und Einschränkungen [9] verursacht.

Diagnosekriterien für die körperdysmorphe Störung:

- Besorgnis über einen oder mehrere wahrgenommene Defekte oder Unvollkommenheiten im physischen Aussehen, die nicht beobachtbar sind oder anderen nicht auffallen.
- Zu irgendeinem Zeitpunkt zeigt die Patientin obsessive Verhaltensweisen (z. B. häufiges Betrachten im Spiegel, übermäßige Körperpflege, Kratzen der Haut, Sicherstellen von Dingen) oder mentale Handlungen (z. B. Vergleichen des eigenen Aussehens mit anderen), die sich wiederholt auf das Aussehen und Sorgen darum beziehen.

- Die Erkrankung verursacht klinisch signifikanten Stress oder Beeinträchtigungen in sozialen, beruflichen oder anderen wichtigen Bereichen.
- Die Sorge um das Aussehen lässt sich nicht am besten durch die Menge an Fettgewebe oder das Körpergewicht der Person erklären, woraus sich Symptome für eine Essstörung ableiten ließen.

Die Verwendung von validiertenInstrumenten in präoperativen Untersuchungen zur Beurteilung des Leidensgrads bezüglich des physischen Aussehens und der Zufriedenheit hilft bei der Patientinnenauswahl auf effektive und praktische Weise [10].

Die COPS-L-Skala *(Cosmetic Procedure Screening Scale, modifiziert für die Labia-minora-Labioplastik)* konzentriert sich auf Bedenken hinsichtlich des Aussehens der Labia minora und leitet sich von der COPS-Skala *(Cosmetic Procedure Screening Scale)* ab, die das allgemeine Aussehen bewertet. COPS-L konzentriert sich auf die Bereiche wahrgenommene Anomalie, Auswirkung auf die sexuelle Beziehung, Beeinträchtigung der Freizeitaktivitäten und Vergleich mit anderen. Der Fragebogen wird mit der *Likert*-Skala beantwortet, die von 0 bis 8 für jede der Fragen reicht. Er wird durch Addition aller Punkte zu einer Gesamtpunktzahl bewertet. Die Gesamtpunktzahl kann von 0 bis 72 reichen. Punktzahlen über 40 spiegeln eine größere Veränderung, Belastung und Beeinträchtigung durch ein Körpermerkmal wider und deuten daher auf die Wahrscheinlichkeit einer Diagnose der *körperdysmorphen Störung* hin (Anhang 1) [11].

Die körperdysmorphe Störung ist eine Erkrankung, die idealerweise in einem multidisziplinären Setting mit Psychiatrie und/oder Psychologie behandelt wird, durch pharmakologisches Management und/oder kognitive Verhaltenstherapie; Letztere war bei 2/3 der Patientinnen mit dieser Störung wirksam, mit einer Verbesserungsquote von bis zu 84,6 % [9].

Die *körperdysmorphe Störung* ist eine mögliche Kontraindikation für einen ästhetischen Eingriff. Es wird empfohlen, im Falle eines klinischen Verdachts die Diagnoseskala anzuwenden und eine psychologische oder psychiatrische Bewertung in Betracht zu ziehen, bevor eine chirurgische Zustimmung erfolgt.

Vorzeitiges Wiederaufnehmen der sexuellen Aktivität nach der OP

Patientinnen, die den Eindruck hatten, dass ihre Labia ihr Sexualleben negativ beeinflussten, könnten eher geneigt sein, ihre sexuelle Aktivität sehr bald nach der Operation und früher als vom Chirurgen empfohlen wieder aufzunehmen, wodurch das Risiko von Dehiszenz, Blutungen, Schmerzen und frühen Komplikationen erhöht wird [7].

Einschätzung

Unter den verfügbaren Werkzeugen zur Quantifizierung der Zufriedenheit mit dem Aussehen der Genitalien vor und nach der Operation ist das am häufigsten verwendete Tool die validierte GAS *(Genital Appearance Satisfaction)*-Skala, die insgesamt 11 Items zur Bewertung des Aussehens der Genitalien vorsieht. Jedes Item wird mit Punkten zwischen 0 und 3 (von „nie" bis „immer") bewertet, wobei die Gesamtpunktzahl zwischen 0 und 33 liegen kann. Je höher die Punktzahl, desto größer ist die Unzufriedenheit mit den Genitalien (Anhang 2) [11].

Die Beurteilung des Vorhandenseins einer *sexuellen Funktionsstörung* oder einer *körperdysmorphen Störung* mit dem *Female Sexual Function Index* (FSFI) (Anhang 3) und den COPS-L-Skalen hilft dabei, medizinische Entscheidungen zu treffen und die Patientin dabei zu unterstützen, ihre Erwartungen zu klären, ein Bewusstsein zu entwickeln und sich gut zu informieren [12].

Der FSFI aus dem Jahr 2000 von Rosen ist ein 19-Punkte-Fragebogen mit psychometrischen Eigenschaften zur Beurteilung der weiblichen Sexualfunktion. Er wird verwendet, um die Sexualfunktion von heterosexuellen Frauen zu messen, die in den letzten 4 Wochen sexuell aktiv waren. Die Fragen werden je nach Item auf einer *Likert*-Skala von 0 bis 5 oder 1 bis 5 beantwortet und decken insgesamt sechs Aspekte ab (Verlangen, Erregung, Lubrikation, Orgasmus, Zufriedenheit und Schmerz). Gesamtpunktzahlen von 26 oder weniger weisen auf eine sexuelle Funktionsstörung hin [13].

Frühe und späte Symptome

In der Literatur variiert die angegebene Komplikationsrate zwischen 2 % und 13 %, wobei die Gesamtkomplikationsrate in den meisten Studien bei 4 % liegt, wovon sich die Hälfte auf das Gefühl einer unvollständigen Resektion des Gewebes des Labium minora bezieht [1].

Frühsymptome

Frühsymptome treten in den frühen postoperativen Tagen auf, hauptsächlich in der 1. und 2. Woche. Bis zu 13,3 % der Frauen berichten über Symptome, die nicht mit Komplikationen zusammenhängen, sondern mit vorübergehenden Beschwerden wie Schwellungen und Schmerzen, die auf den Eingriff selbst zurückzuführen sind.

0,2 % zeigen sofortige Komplikationen wie Blutungen, bei 2–6 % kommt es zur Nahtdehiszenz. Nekrosen und Hämatome werden in weniger als 2 % der Fälle beschrieben. Diese Komplikationen lassen sich reduzieren oder vermeiden, wenn beim Eingriff die anatomischen Strukturen erhalten und nur die Haut der Labia minora gemäß den Prinzipien der topographischen Labioplastik entfernt wird, da auf diese Weise die vaskulären und nervösen Strukturen respektiert werden [1–7].

Dyspareunie ist ein Symptom, das bei bis zu 23 % der Patientinnen vom 3. Tag nach der Operation bis zu 90 Tage postoperativ beschrieben wird. Idealerweise sollte man durchschnittlich 36 Tage warten, um den Geschlechtsverkehr wieder aufzunehmen, unabhängig von der verwendeten Technik [14].

Bis zu 3–6 % benötigen möglicherweise eine erneute Labioplastik, die idealerweise für frühestens 90 Tage postoperativ geplant wird [7].

Je nachdem, welches Instrument für den Eingriff verwendet wird (Elektroskalpell, Laser, Radiofrequenz, Schere usw.), kann die Patientin durchschnittlich nach 23 Tagen ihre normalen Alltagsaktivitäten wieder aufnehmen [1].

Da der Mehrfachpuls-CO_2-Laser schonender mit dem Gewebe umgeht und weniger thermische Kollateralschäden verursacht, ist die Erholung schneller, da er präzisere Schnitte erzeugt. Hier können die Patientinnen nach 3–4 Tagen zu ihrem Alltag zurückkehren.

Spätsymptome

Sensibilität der Vulva Eines der häufigsten Argumente gegen die Durchführung einer Labioplastik ist die Dichotomie zwischen Sensibilitätsverlust und Hypersensibilität. Bis heute gibt es keine Studie, die dieses Argument bestätigt, und darüber hinaus ist es angesichts der weltweit durchgeführten Eingriffe schwierig, die genaue Häufigkeit der einzelnen Techniken zu bestimmen. Kelishadi et al. untersuchten in einer Kadaverstudie die Heterogenität der Nervenendigungen in den Labia minora und kamen zu dem Schluss, dass es unwahrscheinlich ist, dass eine Labioplastik zu einem Sensibilitätsverlust führt [15].

In einer weiteren Studie wurde die Sensibilität für Berührungen vor und nach Labioplastik mit vertikaler oder *Edge*-Technik in Kombination mit einer Klitorisvorhautplastik untersucht. Als Kriterium galt eine minimale postoperative Länge der Labia minora von 1,5 cm von der Interlabialfalte und der Klitorisvorhaut (vom interlabialen Sulcus bis zum höchsten Punkt) mit neuem Rand unter Erhaltung der Buck-Faszie (ohne dorsale Resektion) unter Verwendung von Nahtmaterial vom Typ *Vicryl Rapid 5/0* und *Monocryl 5/0* für die Labien und *Vicryl Rapid 5/0* für das Frenulum, wie in Abb. 13.1 gezeigt [15].

Im Vergleich zwischen präoperativer Sensibilität und der Sensibilität 6 und 12 Monate nach der OP waren keine Veränderungen festzustellen, die auf eine Überempfindlichkeit oder einen Sensibilitätsverlust hingewiesen hätten. Die Sensibilität der Labia minora konnte allerdings ab 2 Wochen bis 3 Monate nach der Operation vorübergehend erhöht sein. Es wurden keine sexuellen Veränderungen beschrieben, aber eine Zunahme von 44,1 % bei der Häufigkeit von Geschlechtsverkehr ($P = 0{,}011$) aufgrund eines verminderten Schamgefühls und eines

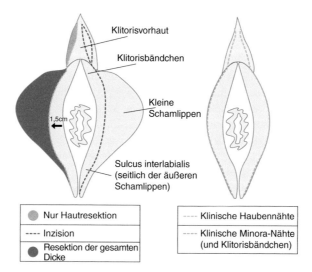

Abb. 13.1 Labioplastik prä- und postoperativ. Eine präoperative und postoperative Bewertung der Sensibilität erfolgte nach 2 Wochen, 3, 6 und 12 Monaten an den Punkten A, B, C, D und E mit Semmes-Weinstein-Monofilament durchgeführt, wie in Abb. 13.2 gezeigt [15]

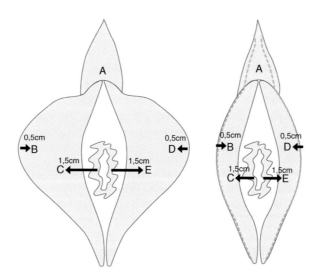

Abb. 13.2 Sensibilitätspunkte, einer auf der Klitorisvorhaut und vier auf den Labia minora, 2 Stiche 0,5 cm vom Rand der Labia minora medial und 2 Stiche 1,5 cm vom Hymen in Richtung der operierten Labia minora. (Aus Placik OJ, Arkins JP. A Prospective Evaluation of Female External Genitalia Sensitivity to Pressure following Labia Minora Reduction and Clitoral Hood Reduction. *Plast Reconstr Surg.* 2015;136(4):442e–52e. https://doi.org/10.1097/PRS.0000000000001573)

erhöhten Vertrauens bezüglich des Aussehens der Genitalien. Dies deutet darauf hin, dass der Eingriff positive psychologische Auswirkungen hat [15].

Ethische Aspekte Die ethische Dimension bezieht sich hauptsächlich auf die Aspekte „sozialer Druck" und „Autonomie", da es zu einem Konflikt kommen kann, wenn das Aussehen der Genitalien und des Körpers verändert wird, um ein gewünschtes Aussehen zu erzielen. Laut Studien kann es die postoperative Zufriedenheit auf lange Sicht beeinträchtigen, wenn die Motivation zur OP keine persönliche ist, sondern durch Dritte gefördert oder gefordert wird und die Forderung dann aufgehoben wird oder der Kontakt zu der dritten Partei verloren geht [14]. Aus diesem Grund ist es wichtig, bei der Beurteilung der Motivation der Patientin sicherzustellen, dass dies echt ist und die Entscheidung eine persönliche ist.

Symmetrie Bis zu 57,1 % der Frauen sind sich unsicher, ob das postoperative Aussehen vollständig ihren Erwartungen entspricht. Dies ist auf das Gefühl zurückzuführen, dass das Aussehen ihrer Genitalien immer noch nicht „perfekt" scheint, da sie vor der Operation erwartet hatten, vollständig symmetrische kleine Schamlippen ohne hervorstehendes Labialgewebe oder auch vollständig unsichtbare kleine Schamlippen zu erhalten. Folglich sind sie nicht ganz so zufrieden mit den Ergebnissen. Dennoch besagen dieselben Studien, dass die Patientinnen keinen zweiten Eingriff anstrebten und letztendlich zufrieden waren und ihre immer noch leicht „unperfekten" Schamlippen akzeptierten [16].

Etwa 50,7 % der Frauen geben an, eine Vorstellung davon zu haben, wie weibliche Genitalien aussehen sollten, und dass fast 47,9 % von den Medien beeinflusst werden. Die meisten Frauen haben eine abnormale Wahrnehmung ihrer Genitalien und denken mehr als 6 Monate über einen Eingriff nach. Dieser Prozentsatz aus einer kleinen Studienpopulation ist nicht aussagekräftig, zumal es auch sein kann, dass nur eine ineffiziente präoperative Beratung ohne Berücksichtigung der Möglichkeit einer körperdysmorphen Störung erfolgte und die Ziele, die natürliche Asymmetrie des menschlichen Körpers und die Ergebnisse der Operation nicht ausreichend erklärt wurden [3].

Zufriedenheit und psychologische Folgen Wie bereits erwähnt, ist die Reduktion der kleinen Schamlippen durch Labioplastie eine aus psychologischer und sexueller Sicht sehr zufriedenstellende Operation mit einer berichteten Gesamtzufriedenheit von 87–97 %.

Bis zu 93 % berichteten von einer Verbesserung des Selbstwertgefühls, 90 % von vermindertem psychischem Stress, 71 % von einer Verbesserung ihres Sexuallebens und insgesamt 95 % von Zufriedenheit mit der Verbesserung der Schmerzen an den kleinen Schamlippen während der Penetration [1].

Psychosexuelle Aspekte Die psychosexuellen Aspekte nach Labioplastie wurden mit spezifischen Instrumenten zur Einschätzung von Körperbild und sexueller Funktion wie GAS und FSFI bewertet und waren klinisch signifikant und reliabel.

3 Monate postoperativ zeigten die Skalen eine Verbesserung von 96 %, in der Langzeit-Nachbeobachtung waren es 91,3 % [12].

Die allgemeine sexuelle Zufriedenheit ist bei mehrgebärenden Frauen höher als bei nulliparen Frauen, weil nach Geburten größere Veränderungen bemerkt werden. Nach dem Eingriff wurde eine Zunahme der Erregbarkeit um bis zu 35 % beobachtet, bedingt durch eine verbesserte sexuelle Selbstwahrnehmung und mehr Selbstwertgefühl [1].

In einer Studie zu den Auswirkungen der Labioplastie auf die Sexualität wurde in zwei Gruppen eine Selbstwert-Skala *(Rosemberg)* und die FSFI angewendet: in einer Interventionsgruppe, in der die Frauen unmittelbar nach Ausfüllen der ersten Fragebögen eine Labioplastie durchführen ließen, und in einer Kontrollgruppe, die während der 6-monatigen Nachbeobachtungszeit keine Intervention erhielt. Es wurden keine signifikanten Unterschiede im Selbstwert gefunden, aber es gab eine signifikante Verbesserung im Gesamtergebnis der FSFI in den Bereichen Schmerz und Zufriedenheit. Das Fazit lautet, dass die Labioplastie in der Studienpopulation einen positiven Einfluss auf die Sexualität hatte. Fast alle Frauen, die sexuelle Schwierigkeiten, aber keine Diagnose von *sexueller Funktionsstörung* hatten (83,3 %), berichteten von einer Reduzierung ihrer Ängste im Zusammenhang mit Geschlechtsverkehr nach ihrer Labialreduktion. Allerdings erwähnten 33,3 %, dass einige ihrer Schwierigkeiten mit Geschlechtsverkehr und Beziehungen psychologischer Natur waren und nicht durch die Reduktion der kleinen Schamlippen gelindert wurden [17].

Schwangerschaft und Labioplastik

Eine Reduktion der Labia minora durch Labioplastik kann vor oder nach einer Schwangerschaft durchgeführt werden.

Schwangerschaft und Geburt erfordern große Anpassungen der Genitalien und des Beckenbodens, um die Geburt mit anschließender Rückkehr zu normalen Progesteronspiegeln zu ermöglichen, und die Erholung ist oft unvollständig. Daher wurde die Geburt als wichtiger Risikofaktor sowohl für Prolaps als auch für Veränderungen der Beckenbodenfunktion identifiziert [18].

Wie andere Teile des Körpers reagieren auch die Labia minora auf die physiologischen hormonellen Veränderungen während der Schwangerschaft und des Wochenbetts. Die Labia minora vergrößern sich aufgrund des erhöhten Blutflusses, der zu einer Ausdehnung der Blutgefäße und einem erhöhten Beckendruck führt. Bei einer vaginalen Geburt werden die Labia noch weiter gedehnt.

Sobald der Körper in seinen physiologischen Grundzustand zurückkehrt, neigen auch die Labia minora dazu, in den Zustand von vor der Schwangerschaft zurückzukehren. Dennoch kann in einigen Fällen die Haut der Labia minora länger oder schlaffer bleiben, vor allem bei Mehrgebärenden, was zu einer „Zunahme" der Größe der Labia minora mit der Zeit führt. Diese Veränderungen sprechen

jedoch nicht gegen die Durchführung einer Labioplastik vor einer Schwangerschaft, da das Ausbleiben der Regression selten ist und es nur wenige berichtete
Fälle von postpartaler Hypertrophie der Labia minora als klinischen Befund gibt.

In einer logistischen Regressionsanalyse, die Faktoren bewertete, die die Beschwerden von Frauen bezüglich ihrer Labia minora beeinflusst haben könnten,
wurden signifikante Assoziationen bei Frauen gefunden, die sich zuvor einem
intimchirurgischen Eingriff unterzogen hatten ($P = 0{,}018$), sowie bei Frauen,
die eine individuelle Wahrnehmung von „veränderten" Labia minora hatten
($P = 0{,}03$). Vorherige Schwangerschaft und die Breite der Labia minora zeigten
keine signifikanten Einflüsse im multivariablen Regressionsmodell [19].

In der spärlich vorhandenen Literatur über die Beziehung zwischen Schwangerschaft und dem Wunsch nach einer Labioplastik wird bei zwei Dritteln der
Frauen, die nach einer oder mehreren Schwangerschaften eine Labioplastik anfragten, die Wahrnehmung von Hyperpigmentierung der Labia minora berichtet.
80 % dieser Frauen berichteten, dass diese Veränderung während der Adoleszenz
(36,4 %) oder während der Schwangerschaft (43,9 %) auftrat, was den beiden Le-
bensphasen einer Frau mit dem größten Anstieg der Hormonspiegel entspricht [20].

Hamori et al. weisen darauf hin, dass die Anerkennung der großen Vielfalt an
Größe, Form und Farbe eines Körperteils nicht bedeutet, dass er wegen möglicher
Schäden nicht operiert werden sollte. Genauso wie Komplikationen einer chirur-
gischen Brustverkleinerung die Laktation beeinträchtigen können, birgt auch die
Labioplastik Risiken und Komplikationen.

In einer der Studien wurde beichtet, dass von nulliparen Patientinnen, die eine
Labioplastik durchgeführt haben, drei nach der Operation schwanger wurden.
Zwei davon entbanden vaginal, bei einer wurde eine Episiotomie vorgenommen
mit langsamer Heilungszeit von nahezu 3 Wochen. Bei keiner der Frauen gab es
pathologische Auswirkungen oder Rezidive bzw. Veränderungen der Labia minora. Diese Ergebnisse lassen noch keine Schlussfolgerungen zu, weshalb diese
Fragestellung in zukünftigen Forschungen berücksichtigt werden sollte [21].

In einer telefonischen Umfrage unter 204 Patientinnen hatten 70 Patientinnen schon vor der Labioplastik Kinder geboren, während 33 erst nach der Labioplastik schwanger wurden. Die Rate der vaginalen Geburten war bei Frauen, die
schon vor der Labioplastik Kinder geboren hatten, niedriger (82,6 % vs. 91,8 %,
$P = 0{,}015$). Die Riss-/Episiotomierate bei vaginalen Geburten war bei Frauen, die
vor der Labioplastik entbunden hatten, niedriger als bei Frauen mit Geburten nach
der Labioplastik (3,1 % vs. 17,8 %, $P < 0{,}001$). Bei Frauen, die nur nach der Labioplastik entbunden hatten, betrug die berichtete Riss-/Episiotomierate 7/39 vaginale Geburten (17,9 %).

Dies deutet auf eine Rate von mehr als 90 % vaginalen Geburten nach Labioplastik hin. Für nullipare Patientinnen, die das Verfahren in Betracht ziehen, lassen
die Daten darauf schließen, dass das Risiko einer Episiotomie oder vaginalen Riss-
bildung bei vaginaler Geburt nach Labioplastik vergleichbar oder niedriger ist als
in der Allgemeinbevölkerung, was die Sicherheit dieses Verfahrens weiter unterstützt. Für Frauen mit vorherigen Geburten sind die Daten noch begrenzter, deuten
aber nicht auf ein erhöhtes Risiko in dieserStudienpopulation hin [22].

Schlussfolgerungen

Die Labioplastik der Labia minora ist eine hoch zufriedenstellende und sichere Operation, wenn sie von erfahrenen und geschulten Experten durchgeführt wird; es hat sich gezeigt, dass sich bei Respektierung der Anatomie und Funktionalität die Sensibilität und Funktionalität nicht verändern. Dies unterscheidet die Labioplastik von der Genitalverstümmelung. Daher ist zu betonen, dass die große Vielfalt in Größe, Form und Farbe eines Körperteils, der Unbehagen verursacht, nicht bedeutet, dass er wegen möglicher Schäden nicht operiert werden sollte.

Es kann angenommen werden, dass die geringe Nachfrage nach formaler Nachsorge auf eine hohe Zufriedenheits- und eine niedrige Langzeitkomplikationsrate zurückzuführen ist.

Faktoren wie Alter, Rauchen usw., die das Risiko für postoperative Komplikationen erhöhen könnten, sollten immer berücksichtigt und bewertet werden, indem jeder Fall individuell betrachtet wird und jede Patientin eine angemessene Beratung erhält.

Die Anwendung mehrerer validierter Skalen und Fragebögen zur Bewertung des Selbstbildes, des Selbstwertgefühls und der Einstellungen zum Eingriff, sexuellen Funktionsstörungen und zur körperdysmorphen Störung ist sehr nützlich bei der Auswahl der Patientinnen und auch für die postoperative Beurteilung hilfreich.

Es ist sehr wichtig festzustellen, ob Patientinnen sich aus rein ästhetischen oder funktionellen Gründen oder letztendlich in der Hoffnung auf eine Steigerung ihrer sexuellen Zufriedenheit für eine Operation entscheiden, da es viele psychologische, hormonelle und anatomische Ursachen für sexuelle Funktionsstörungen gibt. Es sollte darauf hingewiesen werden, dass eine Labioplastik nicht dazu gedacht ist, eine sexuelle Funktionsstörung zu heilen, obwohl sie das Sexualleben einer Person verbessern kann.

Das Einverständnisformular sollte neben der Aufklärung über mögliche Komplikationen sowie Früh- und Spätsymptome durch präoperative Fotos in zephalokaudaler Richtung und in Lithotomie-Position ergänzt werden.

Anhang: Validierte Fragebögen zur Beurteilung ästhetischer und funktioneller Aspekte vor und nach der Labioplastie

Anhang 1: COPS-L [11]

COPS-L für Frauen, die eine Labioplastik anstreben

*In diesem Fragebogen geht es um Ihre Empfindungen bezüglich des Aussehens Ihrer Genitalien. Die Schamlippen werden im Folgenden als „Labien" bezeichnet. Bitte antworten Sie, wie Sie sich **im Lauf der vergangenen Woche gefühlt haben.***

Name _____ Datum _____

1. Was denken Sie, wie abnormal Ihre Labien auf einen Sexualpartner/eine Sexualpartnerin wirken (wenn Sie **nicht versuchen, Ihre Genitalien zu verbergen** und Sie ihn/sie nicht darauf hinweisen)?

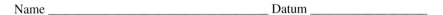

0	1	2	3	4	5	6	7	8
Überhaupt nicht abnormale		Leicht abnormale		Mäßig abnormale		Auffallend abnormale		Sehr abnormale

2. Inwiefern empfinden Sie das Aussehen Ihrer Labien **derzeit** als hässlich, unattraktiv oder „nicht richtig"?

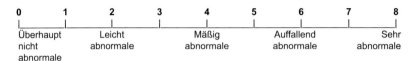

0	1	2	3	4	5	6	7	8
Sehr hässlich oder nicht richtig		Auffallend unattraktiv		Mäßig unattraktiv		Geringfügig unattraktiv		Überhaupt nicht unattraktiv

3. Inwiefern verursachen Ihre Schamlippen bei Ihnen **derzeit** das Gefühl von Disstress?

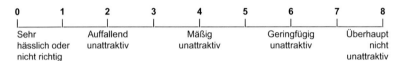

0	1	2	3	4	5	6	7	8
Überhaupt nicht Beunruhigend		Leicht Beunruhigend		Mäßig Beunruhigend		Auffallend Beunruhigend		Extrem Beunruhigend

4. Inwiefern beschäftigt Sie das Aussehen Ihrer Labien **derzeit?** Mit andere Worten: Denken Sie oft daran und es fällt Ihnen schwer, diese Gedanken zu stoppen?

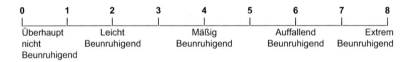

0	1	2	3	4	5	6	7	8
Überhaupt nicht beschäftigt		Leicht beschäftigt		Mäßig beschäftigt		Sehr beschäftigt		Extrem beschäftigt

5. Wenn Sie **einen festen Partner/eine feste Partnerin** haben, inwiefern beeinflussen Ihre Sorgen um Ihre Labien **derzeit** Ihre Beziehung (z. B. positive Gefühle, Anzahl der Streitigkeiten, gemeinsame Aktivitäten genießen)? **Wenn Sie keinen festen Partner/keine feste Partnerin haben,** inwiefern beeinflussen Ihre Sorgen um Ihre Labien **derzeit** Ihr Dating-Verhalten oder den Aufbau einer Beziehung? (Sexuelle Aspekte werden in der nächsten Frage thematisiert.)

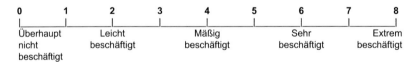

0	1	2	3	4	5	6	7	8
Überhaupt nicht		Geringfügig		Mäßig		Deutlich		Äußerst

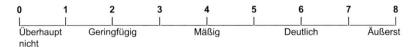

6. Wenn Sie **einen festen Partner/eine feste Partnerin** haben, inwiefern beeinflussen Ihre Sorgen um Ihre Labien **derzeit** eine bestehende sexuelle Beziehung (z. B. Freude am Sex, Häufigkeit der sexuellen Aktivität, eingeklemmte Labien, nur Sex im Dunkeln)? **Wenn Sie keinen festen Partner/keine feste Partnerin haben,** inwiefern hindern Sie Ihre Sorgen um Ihre Labien **derzeit** daran, eine sexuelle Beziehung aufzubauen?

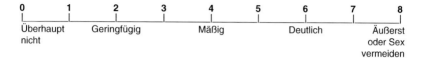

7. Inwiefern beeinträchtigen Ihre Bedenken bezüglich Ihrer Labien derzeit Ihre Freizeitaktivitäten, bei denen jemand Ihre Labien bemerken könnte (z. B. in Bezug auf öffentliche Umkleidekabinen oder das Tragen von Badeanzügen)?

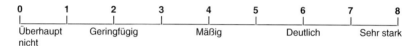

8. Wie sichtbar glauben Sie, sind Ihre Labien in öffentlichen Kontexten (z. B. nackt in einer Umkleidekabine), **wenn Sie nicht versuchen, Ihre Genitalien absichtlich zu verbergen?**

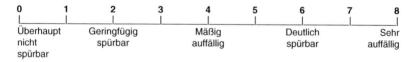

9. Wie sehen Ihre Labien (hier als „das Merkmal" bezeichnet) Ihrer Meinung nach im Vergleich zu denen von anderen Frauen im selben Alter und mit derselben Ethnie aus?

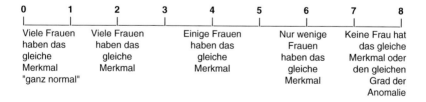

Anhang 2: GAS [11]

Veale, David & Eshkevari, Ertimiss & Ellison, Nell & Cardozo, Linda & Robinson, Dudley & Kavouni, Angelica. (2013). Genital Appearance Satisfaction Scale (Bramwell, 2009).

Unten finden Sie eine Reihe von Aussagen von Frauen über ihre Genitalien. Lesen Sie jede einzelne und wählen Sie jeweils die Antwort aus, die auf Sie zutrifft. Eine grafische Darstellung der Anatomie der weiblichen äußeren Genitalien wird bereitgestellt.

1. Ich finde, dass meine Genitalien normal aussehen.
   Nie – Manchmal – Fast immer – Immer
2. Ich finde, dass meine Genitalien unattraktiv aussehen.
   Nie – Manchmal – Fast immer – Immer
3. Ich finde, meine Schamlippen sind zu lang.
   Nie – Manchmal – Fast immer – Immer
4. Ich bin zufrieden mit dem Aussehen meiner Genitalien.
   Nie – Manchmal – Fast immer – Immer
5. Ich verspüre Irritationen meiner Schamlippen beim Sport oder Gehen.
   Nie – Manchmal – Fast immer – Immer
6. Ich fühle mich in sexuellen Situationen wegen der Größe meiner Schamlippen befangen.
   Nie – Manchmal – Fast immer – Immer
7. Ich schäme mich für das Aussehen meiner Genitalien, und es schränkt meine Freude am Sex ein.
   Nie – Manchmal – Fast immer – Immer
8. Ich habe Beschwerden in meinen Genitalien, wenn ich enge Kleidung trage.
   Nie – Manchmal – Fast immer – Immer
9. Ich habe das Gefühl, dass mein Genitalbereich bei enger Kleidung sichtbar ist.
   Nie – Manchmal – Fast immer – Immer
10. Ich mache mir Sorgen um das Aussehen meines Genitalbereichs.
    Nie – Manchmal – Fast immer – Immer
11. Ich finde, dass mein Genitalbereich asymmetrisch aussieht oder auf einer Seite größer ist.
    Nie – Manchmal – Fast immer – Immer

Anhang 3: FSFI: Validierte Version in Kolumbien [13]

Validation P, Sexual F, Index F, Behavior S. 1.2 Validated version in Colombia of The Female Sexual Function Index (FSFI; Rosen et al., 2000). 2017;(61).

Wählen Sie zu jeder Frage nur eine einzige Antwort aus:

1. Wie oft haben Sie während der letzten 4 Wochen sexuelles Verlangen oder Interesse verspürt?

   Immer oder fast immer – 5
   Die meiste Zeit (mehr als die Hälfte der Zeit) – 4
   Manchmal (etwa die Hälfte der Zeit) – 3
   Selten (weniger als die Hälfte der Zeit) – 2
   Kaum oder nie – 1

2. Wie würden Sie Ihr Niveau an sexuellem Verlangen oder Interesse in den letzten 4 Wochen bewerten?

   Sehr hoch – 5
   Hoch – 4
   Mäßig – 3
   Niedrig – 2
   Sehr niedrig oder nicht vorhanden – 1

3. Wie oft haben Sie während der letzten 4 Wochen während sexueller Aktivität oder Geschlechtsverkehr (alleine oder mit Partner) sexuelle Erregung gespürt?

   Ich war nicht sexuell aktiv – 0
   Immer oder fast immer – 5
   Die meiste Zeit (mehr als die Hälfte der Zeit) – 4
   Einige Male (etwa die Hälfte der Zeit) – 3
   Selten (weniger als die Hälfte der Zeit) – 2
   Fast nie oder nie – 1

4. Wie würden Sie Ihr Niveau der sexuellen Erregung während der sexuellen Aktivität oder des Geschlechtsverkehrs (alleine oder mit Partner) in den letzten 4 Wochen bewerten?

   Ich war nicht sexuell aktiv – 0
   Sehr hoch – 5
   Hoch – 4
   Mäßig – 3
   Niedrig – 2
   Sehr niedrig oder gar nicht – 1

5. Wie sicher waren Sie sich während der letzten 4 Wochen, dass Sie während sexueller Aktivität oder bei Geschlechtsverkehr (alleine oder mit Partner) sexuelle Erregung spüren würden?

   Ich war nicht sexuell aktiv – 0
   Sehr sicher – 5
   Sicher – 4
   Mäßig sicher – 3
   Unsicher – 2
   Fast nichts oder überhaupt nicht sicher – 1

6. Wie oft haben Sie sich in den letzten 4 Wochen während sexueller Aktivität oder beim Geschlechtsverkehr (alleine oder mit Partner) mit Ihrer sexuellen Erregung wohlgefühlt?

   Ich war nicht sexuell aktiv – 0
   Immer oder fast immer – 5
   Die meiste Zeit (mehr als die Hälfte der Zeit) – 4
   Manchmal (etwa die Hälfte der Zeit) – 3
   Selten (weniger als die Hälfte der Zeit) – 2
   Fast nie oder nie – 1

7. Wie oft konnten Sie während der letzten 4 Wochen bei sexueller Aktivität oder bei Geschlechtsverkehr (alleine oder mit Partner) feucht bleiben?

   Ich war nicht sexuell aktiv – 0
   Immer oder fast immer – 5
   Die meiste Zeit (mehr als die Hälfte der Zeit) – 4
   Manchmal (etwa die Hälfte der Zeit) – 3
   Selten (weniger als die Hälfte der Zeit) – 2
   Fast nie oder nie – 1

8. Wie schwierig war es für Sie in den letzten 4 Wochen, während der sexuellen Aktivität oder beim Geschlechtsverkehr (alleine oder mit Partner) feucht zu werden?

   Ich war nichtsexuell aktiv – 0
   Äußerst schwierig oder unmöglich – 1
   Sehr schwierig – 2
   Schwierig – 3
   Ein bisschen schwierig – 4
   Überhaupt nicht schwierig – 5

9. Wie oft sind Sie in den letzten 4 Wochen bis zum Ende der sexuellen Aktivität oder des Geschlechtsverkehrs (alleine oder mit Partner) feucht geblieben?

   Ich war nicht sexuell aktiv – 0
   Immer oder fast immer – 5
   Die meiste Zeit (mehr als die Hälfte der Zeit) – 4
   Manchmal (etwa die Hälfte der Zeit) – 3
   Selten (weniger als die Hälfte der Zeit) – 2
   Fast nie oder nie – 1

10. Wie schwierig war es in den letzten 4 Wochen, bis zum Ende der sexuellen Aktivität oder des Geschlechtsverkehrs (alleine oder mit Partner) feucht zu bleiben?

    Ich war nicht sexuell aktiv – 0
    Äußerst schwierig oder unmöglich – 1
    Sehr schwierig – 2

Schwierig – 3
Ein bisschen schwierig – 4
Überhaupt nicht schwierig – 5

11. Wenn Sie während der letzten 4 Wochen sexuell stimuliert wurden oder Geschlechtsverkehr hatten (alleine oder mit Partner), wie oft sind Sie zum Orgasmus gekommen?

Ich war nicht sexuell aktiv – 0
Immer oder fast immer – 5
Die meiste Zeit (mehr als die Hälfte der Zeit) – 4
Manchmal (ungefähr die Hälfte der Zeit) – 3
Selten (weniger als die Hälfte der Zeit) – 2
Fast nie oder nie – 1

12. Wenn Sie während der letzten 4 Wochen sexuell stimuliert wurden oder Geschlechtsverkehr (alleine oder mit Partner) hatten, wie schwierig war es, zum Orgasmus zu kommen?

Ich war nicht sexuell aktiv – 0
Äußerst schwierig oder unmöglich – 1
Sehr schwierig – 2
Schwierig – 3
Ein bisschen schwierig – 4
Nicht schwierig – 5

13. Wie zufrieden waren Sie in den letzten 4 Wochen mit Ihrer Fähigkeit, während sexueller Aktivitäten oder Geschlechtsverkehr (alleine oder mit einem Partner) zum Orgasmus zu kommen?

Ich war nicht sexuell aktiv – 0
Sehr zufrieden – 5
Mäßig zufrieden – 4
Weder zufrieden noch unzufrieden – 3
Mäßig unzufrieden – 2
Sehr unglücklich – 1

14. Wie zufrieden waren Sie während der letzten 4 Wochen mit dem Grad an emotionaler Nähe während sexueller Aktivitäten mit Ihrem Partner?

Ich war nicht sexuell aktiv – 0
Sehr zufrieden – 5
Mäßig zufrieden – 4
Weder zufrieden noch unzufrieden – 3
Mäßig unzufrieden – 2
Sehr unzufrieden – 1

15. Wie zufrieden waren Sie in den letzten 4 Wochen mit Ihren sexuellen Beziehungen zu Ihrem Partner?

Sehr zufrieden – 5
Mäßig zufrieden – 4
Weder zufrieden noch unzufrieden – 3
Mäßig unzufrieden – 2
Sehr unzufrieden – 1

16. Wie zufrieden waren Sie während der letzten 4 Wochen im Allgemeinen mit Ihrem Sexualleben?

Sehr zufrieden – 5
Mäßig zufrieden – 4
Weder zufrieden noch unzufrieden – 3
Mäßig unzufrieden – 2
Sehr unzufrieden – 1

17. Wie oft haben Sie in den letzten 4 Wochen Beschwerden oder Schmerzen bei der vaginalen Penetration?

Ich hatte keine vaginale Penetration – 0
Immer oder fast immer – 1
Die meiste Zeit (mehr als die Hälfte der Zeit) – 2
Manchmal (etwa die Hälfte der Zeit) – 3
Selten (weniger als die Hälfte der Zeit) – 4
Fast nie oder nie – 5

18. Wie oft haben Sie während der letzten 4 Wochen Beschwerden oder Schmerzen nach vaginaler Penetration verspürt?

Ich hatte keine vaginale Penetration – 0
Immer oder fast immer – 1
Die meiste Zeit (mehr als die Hälfte der Zeit) – 2
Einige Male (etwa die Hälfte der Zeit) – 3
Selten (weniger als die Hälfte der Zeit) – 4
Fast nie oder nie – 5

19. Wie würden Sie Ihren Grad an Beschwerden oder Schmerzen während der vaginalen Penetration in den letzten 4 Wochen bewerten?

Ich hatte keine vaginale Penetration – 0
Sehr hoch – 1
Hoch – 2
Mäßig – 3
Niedrig – 4
Sehrniedrig oder keine Beschwerden – 5

FSFI

Literatur

1. Surroca MM, Miranda LS, Ruiz JB. Labiaplasty: a 24-month experience in 58 patients: outcomes and statistical analysis. Ann Plast Surg. 2018;80(4):316–22. https://doi.org/10.1097/SAP.0000000000001395.
2. Sharp G, Tiggemann M, Mattiske J. A retrospective study of the psychological outcomes of labiaplasty. Aesthet Surg J. 2017;37(3):324–31. https://doi.org/10.1093/asj/sjw190.
3. Dogan O, Yassa M. Major motivators and sociodemographic features of women undergoing labiaplasty. Aesthet Surg J. 2019;39(12):NP517–27. https://doi.org/10.1093/asj/sjy321.
4. Oranges CM, Schaefer KM, Kalbermatten DF, Haug M, Schaefer DJ. Why women request labiaplasty. Plast Reconstr Surg. 2017;140(6):829e. https://doi.org/10.1097/PRS.0000000000003871.
5. Hamori CA. Teen labiaplasty: a response to the May 2016 American College of Obstetricians and Gynecologists (ACOG) recommendations on labiaplasty in adolescents. Aesthet Surg J. 2016;36(7):807–9. https://doi.org/10.1093/asj/sjw099.
6. Wood PL. Cosmetic genital surgery in children and adolescents. Best Pract Res Clin Obstet Gynaecol. 2018;48:137–46. https://doi.org/10.1016/j.bpobgyn.2017.08.003.
7. Bucknor A, Chen AD, Egeler S, et al. Labiaplasty: indications and predictors of postoperative sequelae in 451 consecutive cases. Aesthet Surg J. 2018;38(6):644–53. https://doi.org/10.1093/asj/sjx241.
8. Sarwer DB. Body image, cosmetic surgery, and minimally invasive treatments. Body Image. 2019;31:302–8. https://doi.org/10.1016/j.bodyim.2019.01.009.
9. Müllerová J, Weiss P. Plastic surgery in gynaecology: factors affecting women's decision to undergo labiaplasty. Mind the risk of body dysmorphic disorder: a review. J Women Aging. 2020;32(3):241–58. https://doi.org/10.1080/08952841.2018.1529474.
10. De Brito MJA, Nahas FX, Sabino NM. Invited Response on: Body dysmorphic disorder: is there an "ideal" strategy? Aesthet Plast Surg. 2019;43(4):1115–6. https://doi.org/10.1007/s00266-019-01384-8.
11. Veale D, Eshkevari E, Ellison N, Cardozo L, Robinson D, Kavouni A. Validation of genital appearance satisfaction scale and the cosmetic procedure screening scale for women seeking labiaplasty. J Psychosom Obstet Gynaecol. 2013;34(1):46–52. https://doi.org/10.3109/0167482X.2012.756865.
12. Veale D, Naismith I, Eshkevari E, et al. Psychosexual outcome after labiaplasty: a prospective case-comparison study. Int Urogynecol J. 2014;25(6):831–9. https://doi.org/10.1007/s00192-013-2297-2.
13. Vallejo-Medina P, Pérez-Durán C, Saavedra-Roa A. Translation, adaptation, and preliminary validation of the female sexual function index into Spanish (Colombia). Arch Sex Behav. 2018;47(3):797–810.
14. Özer M, Mortimore I, Jansma EP, Mullender MG. Labiaplasty: motivation, techniques, and ethics. Nat Rev Urol. 2018;15(3):175–89. https://doi.org/10.1038/nrurol.2018.1.
15. Placik OJ, Arkins JP. A prospective evaluation of female external genitalia sensitivity to pressure following labia minora reduction and clitoral hood reduction. Plast Reconstr Surg. 2015;136(4):442e–52e. https://doi.org/10.1097/PRS.0000000000001573.
16. Sharp G, Mattiske J, Vale KI. Motivations, expectations, and experiences of labiaplasty: a qualitative study. Aesthet Surg J. 2016;36(8):920–8. https://doi.org/10.1093/asj/sjw014.
17. Turini T, Weck Roxo AC, Serra-Guimarães F, et al. The impact of labiaplasty on sexuality. Plast Reconstr Surg. 2018;141(1):87–92. https://doi.org/10.1097/PRS.0000000000003921.
18. Goodman MP. Female genital cosmetic and plastic surgery: a review. J Sex Med. 2011;8(6):1813–25. https://doi.org/10.1111/j.1743-6109.2011.02254.x.

19. Widschwendter A, Riedl D, Freidhager K, et al. Perception of labial size and objective measurements – is there a correlation? A cross-sectional study in a cohort not seeking labiaplasty. J Sex Med. 2020;17(3):461–9. https://doi.org/10.1016/j.jsxm.2019.11.272.
20. Miklos JR, Moore RD. Postoperative cosmetic expectations for patients considering labiaplasty surgery: our experience with 550 patients. Surg Technol Int. 2011;21:170–4.
21. Hamori CA. Aesthetic surgery of the female genitalia: labiaplasty and beyond. Plast Reconstr Surg. 2014;134:661–73.
22. Kearney AM, Turin SY, Placik OJ, Wattanasupachoke L. Incidence of obstetric lacerations and episiotomy following labiaplasty. Aesthet Surg J. 2020;2020:sjaa027. https://doi.org/10.1093/asj/sjaa027.

Kapitel 14

Klinische Sexologie und ästhetische Intimchirurgie: ein integrativer Ansatz zum Wohl der Patientinnen

Ezequiel López Peralta

Eine Frau, die sich um das Aussehen ihrer Vulva sorgt, zum Beispiel um die Farbe, die Größe oder Form ihrer kleinen Schamlippen oder um überschüssige Klitorisvorhaut, wird von ihrem Selbstbild beeinflusst. Sie fühlt sich mit diesen Merkmalen ihres Körpers nicht wohl, entwickelt Komplexe, genießt ihre Sexualität nicht vollständig oder hemmt sogar bestimmte Arten von erotischen Verhaltensweisen und Spielen aus Verlegenheit. Oralverkehr ist ein klares Beispiel dafür.

Diese negative Selbstwahrnehmung beeinflusst logischerweise ihr Selbstwertgefühl. Die Frau fühlt sich abgewertet, vergleicht sich mit anderen Frauen, fühlt sich unterlegen und geht davon aus, dass ihr Partner die gleiche negative Wahrnehmung hat (was übrigens nicht immer der Realität entspricht).

In Anbetracht dessen, dass die Sexualfunktion eine sehr wichtige mentale Komponente hat, liegt der Schluss nahe, dass diese Komplexe und das geringe Selbstwertgefühl die Leistung nicht fördern, die die Frau von sich selbst und die ihr Partner von ihr erwartet. Negative Gedanken, die sogenannte *Zuschauerrolle* und die genannten Einschränkungen können das Verlangen, die Erregung, den Orgasmus und all das oben Genannte beeinflussen [1, 2].

Wir sollten jedoch auch bedenken, dass das Fachgebiet der ästhetischen Intimchirurgie auch mit der funktionellen Gynäkologie verbunden ist und einige Eingriffe darauf abzielen, die sexuelle Funktion und die Freude von Frauen am Sex zu verbessern. Der Alterungsprozess und natürliche Geburten, um die zwei häufigsten Faktoren zu nennen, schwächen die Beckenbodenmuskulatur und die Vaginalwände, beeinträchtigen ihre Fähigkeit, sich zu kontrahieren und zu entspannen. Dies wirkt sich besonders auf die Erregungsphase aus, die durch vaginale

E. L. Peralta (✉)
Private Practice, Bogotá, Kolumbien
E-Mail: ezequiel@citaconezequiel.com https://www.citaconezequiel.com

Lubrikation und Dilatation gekennzeichnet ist, verringert das Vergnügen und beeinflusst indirekt die Orgasmusfunktion und das Verlangen.

Sowohl laut ICD-10 (Internationale statistische Klassifikation der Krankheiten
und verwandter Gesundheitsprobleme der Weltgesundheitsorganisation) als auch
laut DSM-5 (Diagnostischer und statistischer Leitfaden psychischer Störungen
der Amerikanischen Psychiatrischen Gesellschaft) gelten sexuelle Funktionsstörungen als Veränderung in einer oder mehreren Phasen der menschlichen Sexu-
alreaktion. Wir müssen feststellen, ob diese primär oder sekundär, situativ oder
allgemein, von allmählichem oder abruptem Beginn gekennzeichnet ist, und ihre
Schwere (von mild bis schwer) und ihre Ätiologie (organisch, psychologisch oder
gemischt) benennen.

Die Studie von Laumann, Park und Rosen über die Prävalenz sexueller Funktionsstörungen in den Vereinigten Staaten zeigt, dass diese bei Frauen höher ist
(43 %, häufiger nach dem 45. Lebensjahr) als bei Männern (31 %). Gleichzeitig
liegt die Prävalenz sexueller Funktionsstörungen bei Frauen im Alter von 40 bis 60
Jahren zwischen 51 % und 66 %.

Es sollte darauf hingewiesen werden, dass für die neueste Version des DSM,
das DSM-5, hypoaktives sexuelles Verlangen und sexuelle Erregungsstörung bei
Frauen in dieselbe diagnostische Kategorie integriert wurden. Es handelt sich um
die *Störung des sexuellen Interesses/Erregung (SIAD)*, die folgende diagnostische
Kriterien umfasst:

1. Fehlendes oder reduziertes Interesse an sexueller Aktivität.
2. Fehlende oder reduzierte sexuelle/erotische Gedanken und Fantasien.
3. Fehlende Initiative für sexuelle Aktivität und fehlende Rezeptivität gegenüber
   den Versuchen des Partners, sexuelle Aktivität zu initiieren.
4. Fehlende oder reduzierte sexuelle Erregung und/oder Vergnügen während sexueller Aktivität (bei fast allen oder allen sexuellen Kontakten).
5. Das Verlangen wird selten oder nie durch einen internen oder externen erotischen Reiz (schriftlich, verbal, visuell) ausgelöst.
6. Fehlende oder reduzierte genitale und/oder nichtgenitale Empfindungen während sexueller Aktivität (bei fast allen oder allen sexuellen Kontakten).

Diese Veränderungen stehen in engem Zusammenhang mit der Rezeption des zir-
kulären Modells des weiblichen sexuellen Reaktionszyklus von Rosemary Basson
in der Sexualwissenschaft. Laut Basson war das sexuelle Verlangen von etwa der
Hälfte der Frauen in ihrer Stichprobe nicht spontan, sondern reaktiv. Der Prozess
beginnt mit emotionaler Intimität, die einen wirksamen sexuellen Reiz erzeugt,
von dem aus die körperliche und subjektive Erregung erfolgt und schließlich das
sexuelle Verlangen entsteht.

Abschließend möchte ich auf den Begriff der sexuellen Zufriedenheit eingehen.
Nach Byers et al. [34] handelt es sich dabei um *eine affektive Reaktion, die aus
der Bewertung der positiven und negativen Aspekte, die mit den eigenen sexuellen
Beziehungen verbunden sind, entsteht.* Diese Bewertung steht im Zusammenhang
mit sexuellen Praktiken, emotionalen Aspekten der Paarbeziehung, Wissen, Einstellungen und Werten in Bezug auf Sexualität, psychophysische Gesundheit und

Vitalität und umweltbedingte Hindernisse. Ohne hierauf im Detail einzugehen, glaube ich, dass die Einschränkungen, die Frauen aufgrund ihrer negativen Selbstwahrnehmung in ihren erotischen Beziehungen haben können, ihre sexuelle Befriedigung beeinträchtigen und sie daran hindern, ihr volles Potenzial auszuschöpfen.

Sexuelle Unzufriedenheit hängt oft mit der Abnutzung der Bindung selbst zusammen, mit ungelösten Konflikten, zufälligen Situationen, die die Beteiligten erlebt haben, und persönlichen Krisen. Sexuelle Monotonie, verstanden als Wiederholung von erotischen Skripten, die im Laufe der Zeit stereotyp geworden sind, ist die häufigste Schwierigkeit und diejenige, die Paare am meisten verunsichert, da sie oft glauben, dass es für dieses Problem keine Lösung gibt. Sexuelle Dyschronien oder Dysrhythmien, das heißt, die deutlichen Unterschiede bezüglich des sexuellen Verlangens bei einem Paar, erzeugen Diskussionen, Fehlinterpretationen, Streitigkeiten und Konflikte. Sexuelle Kommunikation ist nicht immer effektiv und assertiv, und ungelöste Konflikte sind auch eine Quelle sexueller Probleme und Störungen, sowohl als Ursache als auch als Wirkung. Wir wissen auch, dass Parallelbeziehungen neben der festen Beziehung nicht ungewöhnlich sind und mit den Jahren und bei ehelicher und sexueller Unzufriedenheit wahrscheinlicher werden.

An dieser Stelle ist es meines Erachtens wichtig zu betonen, dass die ästhetische Gynäkologie ein Fachgebiet ist, das in der Regel minimalinvasive Eingriffe vorsieht. Es ist daher legitim, dass Frauen sie in Anspruch nehmen, um ihren Körper ihren Vorstellungen anzupassen. Dadurch wird ihr Selbstbild positiver und möglicherweise verändern sich dadurch auch andere der oben genannten Aspekte. Damit dies geschehen kann, müssen jedoch einige Bedingungen erfüllt sein [5]:

• Der Eingriff liegt in den Händen von Fachleuten, die über das notwendige theoretische Wissen, die erforderlichen technischen Kenntnisse, Erfahrung und Instrumente verfügen.
• Die Patientin hat realistische Erwartungen und es liegt keine Diagnose einer körperdysmorphen Störung vor. Bei Verdacht auf eine solche Störung ist eine psychologische Begutachtung unerlässlich [6].
• Beurteilung der Sexualfunktion und der Zufriedenheit der Frau, auch unter Einbeziehung ihres Partners, vor und nach dem Eingriff. Zu diesem Zeitpunkt sollte idealerweise eine Beurteilung durch einen Facharzt für klinische Sexologie erfolgen, der ein gezieltes Gespräch führt und psychometrische Diagnoseinstrumente wie den Female Sexual Function Index (FSFI, [789]) oder eines der Inventare zur sexuellen Zufriedenheit anwendet.
• Interventionen der klinischen Sexologie als Ergänzung zur ästhetisch-gynäkologischen Intervention. In Anbetracht der Tatsache, dass Sexualtherapeuten in der Regel mit einem fokussierten Therapiemodell arbeiten, legen wir gemeinsam fest, welche Interventionen geeignet sind, das Verlangen zu steigern, die Angst zu kontrollieren, die Erregungs- oder Orgasmusreaktion zu erleichtern, die erotische Bereicherung zu fördern und die erotische Kreativität oder die selbstbewusste erotische Kommunikation zu üben.

Um das Arbeitsmodell in der klinischen Sexualwissenschaft darzustellen, werde ich zunächst auf das sexologische Interview eingehen und dann einige Interventionen vorstellen, die darauf abzielen, sexuelle Funktionsstörungen zu beheben und erotische Fähigkeiten zu entwickeln.

Das sexologische Interview
Die sexologische Beratung hat bestimmte Besonderheiten, die von den Praktikern die Entwicklung einer therapeutischen Beziehungsfähigkeit erfordern. Darüber hinaus benötigen wir aufgrund der Komplexität der Patientin, des Problems und der Situation mehr Zeit, als in der typischen gynäkologischen oder medizinischen Beratung üblicherweise zur Verfügung steht.

Bei unseren Patientinnen herrschen Emotionen vor, die die Lösung insofern nicht begünstigen, als sie zumindest teilweise die Ursache für das Problem sind, weswegen sie in die Beratung kommen, und dieses Problem auch aufrechterhalten: Scham, Angst und Schuldgefühle – Aspekte einer Kultur, die die Ausübung der sexuellen Funktion unterdrückt, insbesondere wenn es um weibliches Vergnügen geht. Eine Beratung bei einer medizinischen Fachperson ist entsprechend schwer zu bewältigen, und die Vorurteile der Patientin spiegeln sich in Fragen wie „Was wird er mich fragen?", „Wird er denken, dass ich total krank bin?", „Muss ich Dinge erzählen, die ich nicht erzählen will?" und „In meinem Alter sollte ich vermutlich keine Beratung zu meiner sexuellen Gesundheit benötigen?". Negative Emotionen hinsichtlich Sexualität und der darauf spezialisierten Beratung basieren auf falschen Überzeugungen, die manchmal tief in der sozialen Imagination verwurzelt sind, zum Beispiel:

- Die Freude der Frau ist im Vergleich zu der des Mannes nicht so wichtig.
- Wenn wir sexuelle Probleme haben, signalisiert uns unser Körper damit, dass unser Sexualleben vorbei ist.
- Sexuelle Probleme lösen sich spontan, im Laufe der Zeit.
- Sexuelle Probleme sind ausschließlich psychologischer und emotionaler Natur.
- Die sexologische Beratung ist nur für ernsthafte Fälle gedacht, nicht für sexuelle Orientierung und Beratung.

Diese Argumente halten keiner Analyse stand, aber wir können nicht leugnen, dass in unserer Kultur immer noch Überzeugungen existieren, die den Weg zu einem erfüllten Sexualleben behindern. Daher müssen wir mit unseren Patientinnen einen psychoedukativen Ansatz verfolgen.

Ein weiteres Problem besteht darin, dass es oftmals schwierig ist, überhaupt einen Sexologen zu finden. Die Patientinnen haben Angst, in ein Institut oder zu einer Fachperson zu gehen, die nicht ordnungsgemäß ausgebildet und akkreditiert ist. Daher ist es unerlässlich, dass wir vertrauenswürdige Fachleute haben, an die wir uns wenden können, falls die gynäkologische Beratung nicht ausreicht, um die auf ihre Sexualität bezogenen Fragen der Patientin zu beantworten.

In der Psychotherapie wissen wir, dass das *Rapport* oder die therapeutische Allianz entscheidend für das Erreichen der geplanten Ziele ist. Lassen Sie uns einige grundlegende therapeutische Fähigkeiten betrachten, die im sexologischen Interview adressiert werden sollten.

Mitgefühl für das Unbehagen der Patientin zeigen Es reicht nicht aus, dass wir wissen, dass dies für die Patientin eine andere Art von Beratung ist; wir müssen es ihr auch zeigen und ihr klar machen, dass uns sehr bewusst ist, dass es nicht einfach ist, an ihrer Stelle zu sein. Wir müssen sie dazu ermutigen, ihre Vorurteile zu überwinden, und ihr signalisieren, dass uns klar ist, wie schwierig es ist, mit sexuellen Problemen umzugehen.

Bedingungslose Akzeptanz Wir müssen ausdrücklich äußern, dass wir bereit sind, alles anzuhören, was die Patientin uns zu sagen hat, und dass sie keine Angst haben sollte, da sich unser Bild von ihr nicht ändern wird. Im Gegenteil: Wir schätzen ihre Aufrichtigkeit, weil wir ihr so weiterhelfen können.

Explizite Allianz etablieren Psychotherapie und Sexualtherapie als fokussierte Behandlung erfordern eine manifeste Vereinbarung – die einige Therapeuten sogar schriftlich festhalten –, in der sich beide Seiten dazu verpflichten, partnerschaftlich zu agieren. Innerhalb dieses Schemas haben die Parteien eine Funktion, bestimmte Aufgaben und auch einen Zeitplan, um die Teilziele und die finalen Ziele zu erreichen.

Wärme und Herzlichkeit ausstrahlen Unsere Patientin kommt bereits mit einem erheblichen Maß an Angst und Tabus zu uns. Die Behandlung sollte daher zugewandt und mit angemessener Körpersprache erfolgen: Blickkontakt halten, Ruhe und Sicherheit ausstrahlen, lächeln und vielleicht etwas Körperkontakt wie eine leichte, beschwichtigende Berührung am Rücken oder an den Schultern. Seien Sie jedoch besonders vorsichtig mit körperlichem Kontakt bei Patientinnen, die sexuell missbraucht wurden, und bei solchen, die besonders zurückhaltend und formell sind, da sie die Situation missverstehen könnten.

Wissen, Vertrauenswürdigkeit und Expertise demonstrieren Nennen Sie statistische Daten – die auch Ihre eigene Kasuistik einschließen können – zur jeweils spezifischen Fragestellung, erläutern Sie die durchzuführenden diagnostischen Tests, stellen Sie Fragen zu Aspekten, an die die Patientin selbst nicht gedacht hat, und gehen Sie auf die verschiedenen Arten von Behandlungen ein, die es gibt – einschließlich solcher, die Sie selbst nicht anbieten. So demonstrieren Sie Professionalität und Expertise.

Den Fokus des Interviews beibehalten Wir können mehr oder weniger Zeit für das Interview einplanen, aber es sollte immer zeitlich begrenzt sein. Deshalb müssen wir den Fokus der Intervention beibehalten und dürfen nicht zulassen, dass die Patientin den therapeutischen Zeitrahmen steuert. Einige Patienten sind ängstlich und vermeiden es, bestimmte Inhalte anzusprechen, die wir für wichtig halten – sie gehen nur oberflächlich darauf ein oder wechseln das Thema. Andere bleiben vage und diffus und konzentrieren sich nicht auf das, was relevant ist. Daher müssen wir uns auf sie konzentrieren. Mit anderen Worten: Wir müssen immer die Führung und Kontrolle über das Interview behalten; sonst laufen wir Gefahr, die Hierarchie infrage zu stellen und den therapeutischen Ansatz zu verlieren.

Hoffnung vermitteln, um Veränderungsbereitschaft zu wecken Motivation ist ein großer Teil des therapeutischen Erfolgs, und deshalb brauchen wir eine Fachperson mit einer motivierenden Persönlichkeit, insbesondere angesichts der großen Hoffnungslosigkeit der Patientin mit sexuellen Funktionsstörungen– umso mehr, wenn die Funktionsstörungen chronisch sind oder vorherige Behandlungen fehlgeschlagen sind. Wie motivieren wir? Mit einer sehr positiven Einstellung, indem wir erklären, wie wir die Ziele erreichen werden, indem wir Studien zur Wirksamkeit der Sexualtherapie anführen, indem wir die Patientin loben, wenn sie Aufgaben erfüllt und Fortschritte macht, und auch indem wir die Lösung in ihre Hände legen, da die Lösung tatsächlich stark von ihrer Haltung und ihren Bemühungen abhängt.

Vermeiden, dass eigene persönliche Konflikte und Situationen den therapeutischen Prozess beeinflussen Besondere Probleme, besondere Situationen oder bestimmte Persönlichkeitstypen der Patientin können unsere eigenen Grenzen tangieren, die wir – wie jeder Mensch – in Bezug auf Sexualität haben. Wenn dies den therapeutischen Prozess beeinflusst, ist es ethisch korrekt, die Patientin an eine andere Fachperson zu verweisen.

Die Anamnese besteht hauptsächlich im Sammeln von Basisdaten als Teil der Krankengeschichte und andererseits aus Fragen, die im sexologischen Interview von zentraler Bedeutung sind. Wir beginnen mit allgemeinen Fragen, die es uns ermöglichen, unter anderem die Schwere der Funktionsstörung, ihre Entwicklung, die Differenzialdiagnose und ihre Ätiologie zu ergründen.

Das sexuelle Problem Hier handelt es sich um den Grund für die Konsultation oder um das „Hauptproblem" der Patientin. In einigen Fällen bildet dieses Problem den Schwerpunkt der therapeutischen Intervention, in anderen Fällen identifizieren wir andere Probleme, die dem "Hauptproblem" zugrunde liegen.

- Wie würden Sie Ihr Problem beschreiben?
- Wann hat das Problem begonnen?
- Hat das Problem abrupt oder allmählich begonnen?
- Tritt das Problem in allen Situationen oder zufällig auf?
- Unter welchen Umständen tritt das Problem nicht auf? Beschreiben Sie.
- Was haben Sie versucht, dagegen zu tun?
- Was denken Sie sind die Ursachen Ihres Problems?
- Wie fühlen Sie sich in dem Moment, in dem das Problem auftritt?

Interventionen in der klinischen Sexologie

Bezüglich der Interventionen in der klinischen Sexologie konzeptualisiert Fernando Bianco im MDS III (Diagnostic Manual in Sexology) die Sexologie als *den Wissenschaftszweig, der Sex und sexuelle Funktion untersucht und als operatives Konzept den Wissenschaftszweig, der Sex, seinen Entwicklungsprozess und*

Tab. 14.1 Psychoedukation

Beschreibung	Wir geben der Patientin Informationen zu ihrem spezifischen Problem und anderen sexuellen Aspekten, die relevant sein könnten. Die Informationen werden ergänzt durch medizinische Referenzen, Websites, TV-Dokumentationen und Bildungsvideos.
Ziele	Wissenschaftlich fundierte Informationen zum Thema Sexualität bereitstellen; die Gründe für die Konsultation benennen Den negativen Einfluss von verzerrten Informationen über sexuelle Reaktion und Befriedigung reduzieren
Empfehlungen	Angesichts der Tatsache, dass während einer sexologischen Konsultation Missverständnisse, verzerrte Überzeugungen und Tabus identifiziert werden können, ist es wichtig, Psychoedukationstools einzusetzen.

Tab. 14.2 Angstbewältigung

Beschreibung	Sexuelle Funktionsstörungen sind immer mit einem gewissen Grad an Angst verbunden; daher ist Entspannung ein entscheidendes Tool. Im Allgemeinen sind Jacobson-Techniken mit sanften Atembewegungen, entspannenden Gedanken und Bewegungen zur abwechselnden An- und Entspannung von Muskelgruppen wirksame Werkzeuge.
Ziele	Lernen, wie man sich in spezifischen Situationen wie dem Geschlechtsverkehr entspannt Angst durch Regulierung negativer Gedanken kontrollieren Körperempfindungen verbessern
Empfehlungen	Es ist empfehlenswert, die Entspannungstechniken gut zu instruieren, um sicherzustellen, dass die Patientin die Methodik versteht.

Veränderungen untersucht (Tab. 14.1 und 14.2). Dieses Konzept folgt der Sichtweise von Gesellschaften wie FLASSES (Latin American Federation of Sexology and Sex Education Societies), AISM (International Academy of Medical Sexology) und WASM (World Association of Sexual Medicine).

Im Folgenden stelle ich einige allgemeine und spezifische Techniken der klinischen Sexologie vor, die sowohl zur Behandlung von verschiedenen sexuellenFunktionsstörungen als auch zur erotischen Bereicherung der Frau und ihres Partners eingesetzt werden können, um ihre sexuelle Zufriedenheit zu steigern. Dazu gebe ich jeweils eine allgemeine Beschreibung, nenne die spezifischen Ziele und gebe Empfehlungen (Tab. 14.3, 14.4, 14.5, 14.6, 14.7, 14.8, 14.9, 14.10, 14.11 und 14.12).

Psychoedukation

PsychoedukationAngstmanagement

Schlussfolgerungen

Sexualtherapie ist oft eine schwierige Herausforderung: Es geht darum, in einem klinisch komplexen Szenario möglichst einfach vorzugehen. Denn nicht nur die Patientin und ihre Umstände erfordern eine umfassende Analyse, sondern auch

Tab. 14.3 Kegel-Übungen

Beschreibung	Hier geht es um die aktive Kontraktion der Beckenmuskulatur, wobei zwischen An- und Entspannung abgewechselt wird. Es gibt verschiedene Übungen, zu Beginn empfiehlt sich jedoch Folgendes: Die Patient führt in der ersten Woche täglich 3 Sätze mit jeweils 10 Wiederholungen (An-/Entspannung) durch. Dann wechseln sich Sätze mit langsamen Bewegungen und Kontraktionen von 5–10 s Dauer mit Sätzen mit schnellen Bewegungen und Kontraktionen von jeweils 2 s Dauer ab. Die Anzahl der Kontraktionen pro Satz wird Woche für Woche bis mindestens zur dreifachen Zahl erhöht.
Ziele	Stärkung der Beckenbodenmuskulatur Unterscheidung zwischen An- und Entspannung der Beckenmuskulatur Verbesserung des genitalen Empfindens Steigerung des Vergnügens während eines Orgasmus
Empfehlungen	Wir können bei der Übung zunächst kleine Gewichte und Metallkugeln einsetzen, um die richtige Durchführung sicherzustellen.

Tab. 14.4 Inventar "Sexuelle Fantasien"

Beschreibung	Die Übung bezieht sich auf die Ausarbeitung einer umfassenden Liste von erotischen Gedanken sowie einer detaillierten Liste aller diesbezüglichen Spiele und erotischen Fantasien, die einen hohen Grad an Lust erzeugen. Sobald die Liste von Fantasien erstellt ist, wird sie hierarchisch nach dem Grad der sexuellen Erregung sortiert. Danach werden die Punkte gemäß dem Interventionsziel (z. B. zur Verbesserung des sexuellen Verlangens) eingesetzt.
Ziele	Positive erotische Gedanken anregen Sich verschiedener sexueller Fantasien bewusst werden Lernen, wie man sexuelle Fantasien nach sexuellem Erregungsgrad priorisiert
Empfehlungen	Es ist nicht notwendig, dass Paare dem Sexualtherapeuten ihre sexuellen Fantasien mitteilen; wichtig ist, dass sie sie identifizieren und entsprechend damit arbeiten können.

Tab. 14.5 Training mit erotischen Bildern

Beschreibung	Erotische Bilder stehen auf der Liste im Inventar "Sexuelle Fantasien" meist ganz oben. Es gilt nun, bestimmte Bilder auszuwählen und sich diese zweimal täglich in entspannten Zustand jeweils für 10 Minuten ins Gedächtnis zu rufen.
Ziele	Verwendung von erotischen Bildern zur Stimulierung der sexuellen Motivation und zum Ausschalten negativer Gedanken im Zusammenhang mit sexuellen Funktionsstörungen Verbesserung des körperlichen Empfindens Überwindung sexueller Hemmungen
Empfehlungen	Zur positiven Verstärkung können die Bilder mit körperlicher Selbststimulation einschließlich der Genitalien kombiniert werden.

Tab. 14.6 Selbstexploration der Genitalien

Beschreibung	Vollständige und detaillierte Selbstuntersuchung der Genitalien Schritt für Schritt. Es ist notwendig, sich Zeit zu nehmen und Privatsphäre zu haben. Unterstützend kann ein Gleitmittel eingesetzt werden. Die Anatomie der Genitalien muss erforscht und danach stimuliert werden, um die empfindlichsten Bereiche und auch die effektivsten Techniken zu identifizieren.
Ziele	Genitalempfindungen verbessern Verschiedene Stimulationswege kennenlernen Vorbereitung auf verschiedene Behandlungsphasen
Empfehlungen	Bei Patientinnen mit Tabus in Bezug auf Selbststimulation oder sogar Angst vor körperlichem Kontakt ist es ratsam, vor der Vorstellung der Übung ihre Erlaubnis einzuholen und eine Entspannungstechnik anzuleiten.

Tab. 14.7 Verbot von Geschlechtsverkehr

Beschreibung	Wir bitten das Paar, für einen bestimmten Zeitraum (z. B. für 2 Wochen) auf sexuelle Intimität mit Penetration zu verzichten. Falls erforderlich, kann der Zeitraum verlängert werden.
Ziele	Reduzierung von Angst und Konflikten, die durch sexuellen Kontakt entstehen Förderung nichtkoitaler Techniken Deaktivierung eines dysfunktionalen Lernens
Empfehlungen	Das Paar darf in diesem Zeitraum andere Arten von sexuellem Kontakt einschließlich Orgasmus haben. Falls doch Geschlechtsverkehr stattfindet, auch wenn er erfolgreich war, ermutigen wir das Paar erneut, eine Zeitlang auf sexuellen Kontakt mit Penetration zu verzichten.

Tab. 14.8 Sinnliche Massage mit sensorischer Zielsetzung

Beschreibung	Wechselseitige erotische Paarmassage von nicht weniger als 30 Minuten, ggf. unter Verwendung von Ölen und Cremes
Ziele	Entgenitalisierung der Sexualität Entspannung in der Paarbeziehung Reduzierung von Angst und Anforderungen an die sexuelle Leistung Lernen, sich auf die eigenen Empfindungen zu konzentrieren Beginn eines sexuellen Kontakts mit sanften Reizen und ohne Eile
Empfehlungen	Während der Übung muss der Kontakt mit den Genitalien oder Brüsten vermieden werden. Es ist auch ratsam, danach keinen Geschlechtsverkehr zu haben.

Tab. 14.9 Gegenseitige sexuelle Exploration mit sensorischer Zielsetzung

Beschreibung	Das Paar untersucht wechselseitig eine Genitalien. Zuerst kann eine sinnliche Massage durchgeführt werden, die jedem genügend Zeit lässt. Cremes oder Öle helfen können unterstützend eingesetzt werden. Wie bei der sinnlichen Massage geht es hier um abwechselndes Geben und Nehmen/Empfangen von Liebkosungen.
Ziele	Besseres Bewusstsein für Genitalempfindungen Lernen, wie man die Genitalien stimuliert, ohne einen Orgasmus zum Ziel zu haben Kennenlernen verschiedener sexueller Vorlieben des Paares in Bezug auf sexuelle Stimulation
Empfehlungen	Gute verbale Kommunikation ist während der Übung wichtig, damit sich die Partner gegenseitig darauf hinweisen können, was mehr oder und was weniger Vergnügen bereitet.

Tab. 14.10 Modifikation erotischer Skripte

Beschreibung	Ein *erotisches Skript* ist das Muster von sexuellen Interaktionen bei einem Paar. Einige Skripte sind starrer, andere flexibler und kreativer. Das Paar identifiziert Verhaltensweisen und Interaktionsregeln innerhalb ihres erotischen Skripts, die verändert werden müssen.
Ziele	Mechanische Aspekte und unbefriedigende Aspekte des sexuellen Skripts erkennen Variationen in den einzelnen Phasen einführen: sexuelle Begegnung, Vorspiel, des Geschlechtsverkehr und Nachspiel
Empfehlungen	Das Paar mit Fragen führen, weil nicht alle ihr sexuelles Skript im Detail darlegen.

Tab. 14.11 Analyse von sexuellen Aktivatoren und Inhibitoren

Beschreibung	Detaillierte Analyse verschiedener erotischer Reize, die das sexuelle Verlangen hemmen oder verstärken. Wir beziehen nicht nur das ein, was in der sexuellen Szene propagiert wird, sondern auch den täglichen Kontext innerhalb der erotischen Beziehung. Auf diese Weise können wir bewerten, ob es darin wenige Aktivatoren und mehr Inhibitoren gibt.
Ziele	Reize erkennen, die mit der Aktivierung oder Hemmung des sexuellen Verlangens zusammenhängen Vorschläge zur Änderung des sexuellen Skripts, Erhöhung der Aktivatoren und Reduzierung der Inhibitoren des sexuellen Verlangens
Empfehlungen	Es ist ratsam, diese Analyse mit den Partnern getrennt durchzuführen, damit sich die beiden nicht gegenseitig beeinträchtigen.

die sexologische Intervention selbst hat so viele Varianten und Modelle, dass wir die jeweils passendsten auswählen müssen. Wie ein Universitätsprofessor einmal sagte: „Die Technik sollte an den Patienten angepasst werden, nicht der Patient an

Tab. 14.12 Sexuelle Hilfsmittel

Beschreibung	Der technische Fortschritt bringt uns eine Vielzahl an Möglichkeiten hinsichtlich sexueller Hilfsmittel. Unter all den Alternativen, die wir haben, empfehlen wir als Sexualtherapeuten speziell Vibratoren für Frauen mit Anorgasmie. Bei Frauen, die ein gewisses Stimulationsniveau brauchen, das durch Geschlechtsverkehr, genitale Stimulation oder sogar Oralverkehr nicht erreicht werden kann, werden kleine Vibratoren mit unterschiedlichen Geschwindigkeiten empfohlen, mit denen die Patientin experimentieren kann.
Ziele	Die Intensität der genitalen Stimulation erhöhen, um näher an die Orgasmusschwelle zu kommen
Empfehlungen	Das Paar trifft eine Vereinbarung bezüglich des sexuellen Hilfsmittels oder der zu verwendenden Methode, immer unter Anleitung ihres Sexualtherapeuten, der Informationen über verschiedene Optionen für Sexspielzeuge haben muss. Es ist besser, wenn die Partner in der ersten Phase die sexuelle Erkundung zunächst alleine durchführen und erst danach zu zweit.

die Technik." Wir müssen unseren Blick weiten, um die verschiedenen diagnostischen Ebenen zu bewerten, mit verschiedenen Fachgebieten abzugleichen und den Schwerpunkt der Intervention zu wählen. Wir müssen mit Beharrlichkeit arbeiten, Teilevaluationen durchführen, die manchmal die Diagnose und die Interventionsrichtung ändern, und auch die therapeutische Beziehung mit der Patientin als Werkzeug für Veränderungen nutzen. Darüber hinaus dürfen wir den Partner nicht vergessen, der Teil des Problems und der Lösung ist, sodass es ratsam ist, ihn in die Interviews und in die Gestaltung des Behandlungsplans einzubeziehen.

Wir hoffen, dass dieses Kapitel dazu beigetragen hat, einen integrativen Blick auf die Interventionsprozesse in der ästhetischen und funktionalen Gynäkologie sowie eine Zusammenarbeit zwischen verschiedenen Fachgebieten zu fördern.

Literatur

1. Alarcón R. Psychology of happiness. Lima: Universitaria; 2009.
2. Alvarez-Gayou JL. Integral sex therapy. Mexico: Manual Moderno; 2002.
3. Bianco F, et al. Manual de Técnicas Sexuales. Caracas: CIPV; 2010.
4. Byers ES, Demmons S, Lawrence K. Sexual satisfaction within dating relationships: a test of the interpersonal exchange model of sexual satisfaction. J Soc Pers Relat. 1998;15:257–67.
5. Cabello Santamaría F. Medical manual of sexual therapy. Madrid: Psimática; 2002.
6. Hooper A. Sex toys. New York: Dorling Kindersley; 2003.
7. Nappi RE, Lachowsky M. Menopause and sexuality: prevalence of symptoms and impact on quality of life. Maturitas. 2009;63(2):138–41.
8. Othmer E, Othmer S. DSM-IV. The clinical interview. Barcelona: Masson; 1996.
9. Rosen R, Brown C, Heiman J, Leiblum S, Meston C, Shabsigh R, Ferguson D, D'Agostino R. The Female Sexual Function Index (FSFI): a multidimensional self-report instrument for the assessment of female sexual function. J Sex Marital Ther. 2000;26:191–208.

Weiterführende Literatur

1. American Psychiatric Association. Diagnostic and statistical manual of mental disorders. 4th ed. Washington, DC: American Psychiatric Association; 1994.
2. American Psychiatric Association. DSM-5: the future of psychiatric diagnosis. 2012. www. dsm5.org.
3. Arrington R, Cofrancesco J, Wu AW. Questionnaires to measure sexual quality of life. Qual Life Res. 2004;13:1643–58.
4. Basson R, Berman J, Burnett A, Derogatis L, Ferguson D, Fourcroy J, et al. Report of the International Consensus Development Conference on Female Sexual Dysfunction: definitions and classifications. J Urol. 2000;163:888–93.
5. Basson M, et al. ISSM (International Society of Sexual Medicine). Recommendation for womens sexual dysfunction. 2012. http://www.issm.info/images/book/Committee%20 27/#/1/.
6. Beck A. Love is not enough. Barcelona: Paidós; 1990.
7. Bianco F, et al. Diagnostic manual in sexology. 3rd ed. Caracas: CIPV; 2012.
8. Conrad S, Milburn M. Sexual intelligence. Barcelona: Planeta Divulgación; 2002.
9. Elías-Calles L, Machado Porro M (2006). Some considerations about PADAM syndrome. Cuban J Endocrinol. 17(2).
10. Gaja R. Vivir en pareja. Barcelona: De Bolsillo; 2005.
11. Gindín L. La nueva sexualidad de la mujer. Buenos Aires: Norma; 2004.
12. Kaplan H. The sexual desire disorders: dysfunctional regulation of sexual motivation. New York: Brunner/Mazel; 1995.
13. Hooper A. Sexual fantasies. Barcelona: Robinbook; 2003.
14. Johnson V, Masters W. Human sexual response. Buenos Aires: Intermedica; 1981.
15. Laumann EO, Paik A, Rosen RC. Sexual dysfunction in the United States. Prevalence and predictors. JAMA. 1999;281:537–44.
16. López Peralta E. El erotismo infinito. Bogotá: Grijalbo; 2012.
17. López Peralta E. El placer de seducir. Bogotá: Grijalbo; 2014.
18. López Peralta E. Confessions of a Bessologist. Bogotá: Grijalbo; 2016.
19. López Peralta E. Erotic chronicles. Bogotá: Sin Fronteras; 2018.
20. López Peralta E. Guía práctica del erotismo infinito. Bogotá: Grijalbo; 2019.
21. Dennerstein L, Alexander JL, Kotz K. The menopause and sexual functioning: a review of the population-based studies. Annu Rev Sex Res. 2003;14(1):64–82. https://doi.org/10.1080/10532528.2003.10559811.

Kapitel 15

Labia-majora-Labioplastie mit Hyaluronsäure

Eva Guisantes

Einführung

Hyaluronsäure

Hyaluronsäure (HA) ist ein Mucopolysaccharid aus der Glykosaminoglykan-Familie, bestehend aus Ketten von *N*-Acetylglucosamin und Glucuronsäure. Sie wurde vom deutschen Apotheker Karl Meyer an der Columbia University erstmals 1934 aus dem Glaskörper von Kuhaugen isoliert. Ihr Name setzt sich zusammen aus den Wörtern hyal (glaskörperartig) und Uronsäure.

HA ist eine hoch hydrophile, gallertartige Substanz, d. h. eine Substanz mit einer hohen hygroskopischen oder Wasseraufnahmekapazität, die für die Aufrechterhaltung der Wasserbalance im Gewebe sorgt. Sie ist neben Kollagen und Elastin eines der strukturellen Elemente der extrazellulären Matrix des Bindegewebes. Sie greift in die Regenerationsprozesse von geschädigten Geweben ein, erleichtert die Zellmigration bei Entzündungen und hat durch die Regulierung bestimmter Zytokine eine entzündungshemmende Wirkung [1]. Da sie ein Kohlenhydrat und kein Protein ist, handelt es sich dabei um eine minimal immunogene Verbindung.

HA findet sich verbreitet in der Haut, in Schleimhäuten, im Knorpel (insbesondere in hyalinem Knorpel), in Sehnen, Bändern, Knochen, Gelenken (insbesondere in Synovialflüssigkeit, da sie ein natürliches Schmiermittel ist) und im Glaskörper. Ihre Funktionen in Knochen, Sehnen und Bändern sind Dämpfung, Unterstützung und Spannung der Gewebe. Die HA-Spiegel sinken mit dem Alter.

HA erfüllt die Eigenschaften, die jedes injizierbare Füllmaterial erfüllen muss: Sie ist biokompatibel, minimal antigen, ungiftig und langlebig, aber nicht

E. Guisantes (✉)
Plastic Surgery Department, Hospital de Terrassa, Barcelona, Spanien

dauerhaft, die Kosten sind angemessen, und die Behandlung ist reversibel, weil es möglich ist, HA mit Hyaluronidase abzubauen.

Es gibt verschiedene Arten und Texturen von HA mit unterschiedlichen rheologischen Eigenschaften. Die viskoelastischen Eigenschaften von HA hängen von der Vernetzung der freien HA-Ketten, dem Molekulargewicht der Ketten, der Konzentration, der Länge der Ketten und dem Vorhandensein oder Fehlen von freiem HA ab. Cross-Linking ist der chemische Prozess, der freies lösliches HA in ein unlösliches viskoelastisches Gel umwandelt, indem ein Cross-Linking-Mittel verwendet wird, das den freien HA-Ketten eine größere Stabilität verleiht. Je höher der Grad der Vernetzung und Kohäsion, desto haltbarer ist das HA-Gel und desto elastischer ist es (d. h., desto größer ist seine Fähigkeit, die ursprüngliche Form wiederherzustellen, wenn eine Kraft angewendet wird) und desto größer ist seine Volumisierungskapazität; es verliert jedoch seine hygroskopische Kapazität. Bei der Behandlung einer Vulvovaginalatrophie wird zur Behandlung der Atrophie der Labia majora HA mit anderen rheologischen Eigenschaften verwendet als zur Behandlung der Vaginalwände und des Vestibüls.

Atrophie der Labia majora

Die Labia majora verändern sich mit dem Alter, was ihr Aussehen und ihre Funktion beeinflusst. Es kommt zu einer Atrophie des Fettgewebes und folglich zu einem Volumenverlust. Auch das Bindegewebe wird schlaffer, was einen Verlust der Elastizität der Labia majora und das Auftreten von Falten verursacht. Dies geschieht häufig im Zusammenhang mit dem urogenitalen Menopausensyndrom [2–8], ob physiologisch oder aufgrund anderer Ursachen, kann aber auch Folge von Geburten, bestimmten Sportarten oder Gewichtsveränderungen sein. Die Labia majora haben mehrere Funktionen. Hauptsächlich haben sie eine mechanische Funktion wie Stoßdämpfung beim Geschlechtsverkehr, beim Sport oder auch Schutz vor Reibung durch Kleidung oder Bewegung. Sie schützen den Introitus vaginae, verhindern einen Verlust der natürlichen Feuchtigkeit der Vagina und bieten Schutz vor Infektionen. Zudem haben sie eine ästhetischeFunktion, denn glatte und pralle Labia majora sind ein Zeichen von Jugend. Wenn die Labia majora atrophieren, verlieren sie ihren Turgor und legen so den Introitus vaginae frei, was dem äußeren weiblichen Genitalbereich ein gealtertes Aussehen verleiht und funktionelle Beschwerden wie erhöhte vaginale Trockenheit, Dyspareunie, Ungleichgewichte des vaginalen pH-Wertes, wiederkehrende Infektionen, Gefühle von erhöhter Reibung und Reizung verursacht. Die Behandlung der Atrophie der Labia majora mit HA kann die Funktion und Ästhetik der Labia majora verbessern und damit das Selbstvertrauen der Patientin stärken, was sich positiv auf ihr Sexualleben auswirkt [9–13]. Die Behandlung der Labia majora stellt auch eine gute Ergänzung zur Labioplastik bei Patientinnen dar, die gleichzeitig an einer Hypertrophie der Labia minora und einer Atrophie der Labia majora leiden, wodurch sich bessere Ergebnisse als mit der Labioplastik allein erzielen lassen.

Die Vergrößerung der Labia majora kann auch mit autologem Fett-Transplantat, Dermis-Fett-Transplantaten oder lokalen Lappen durchgeführt werden; jedoch ermöglicht die HA eine schnelle Korrektur in der Praxis, ohne Ausfallzeiten für die Patientin oder die Notwendigkeit für einen chirurgischen Eingriff [14–18].

Wahl der geeigneten Hyaluronsäure für die Vergrößerung der Labia majora

Das HA-Gel zur Behandlung der Atrophie der Labia majora sollte eine hohe Viskoelastizität und Projektionskapazität, eine hohe Cross-Linking-Fähigkeit, gute Festigkeit, Kohäsion und Volumisierungskapazität aufweisen. Es handelt sich daher um ein dichtes Gel. Es muss der mechanischen Belastung standhalten, der die Labia majora ausgesetzt sind, und sollte nur ein minimales Risiko für Verformung, Fragmentierung oder Migration aufweisen und nachhaltig wirksam sein.

Injektionstechnik

Anästhesie

Lokalanästhesie ist für die Injektion der Labia majora in der Regel unzureichend. Daher wird eine lokale Infiltrationsanästhesie empfohlen, um die labialen und perinealen Nerven zu blockieren. Nach Asepsis wird eine anterograde longitudinale Anästhesieinfiltration entlang des lateralen Teils der Labia majora (nahe der Leiste) durchgeführt. Eine direkte Anästhesieinjektion in die Labia majora wird vermieden, da sie schmerzhafter ist und das Volumen verändert, was es schwierig macht, das ästhetische Ergebnis der HA-Injektion unmittelbar zu beurteilen. Um mehrere Anästhesieeinstiche zu vermeiden, ist es sinnvoll, eine lange Nadel mit einer Länge von 70 mm und einem Durchmesser von 25 G zu verwenden, mit der der gesamte Bereich in Längsrichtung von einer einzigen Einstichstelle aus, die sich in anteriorer Position befindet, betäubt werden kann (Abb. 15.1). Diese Einstichstelle der Anästhesienadel ist dann auch die Einstichstelle der Kanüle, mit der das HA injiziert wird. Es ist nicht notwendig, das Lokalanästhetikum mit einem Vasokonstriktor zu verbinden. Lidocain 1 % oder Mepivacain 1 % oder 2 % können in einer Gesamtmenge von nicht mehr als 10 ml (5 ml pro Schamlippe) verwendet werden. Eine Rasur ist nichterforderlich. Anstelle der infiltrativen Lokalanästhesie kann auch eine Blockade des N. pudendus durchgeführt werden.

Es handelt sich hier um eine ambulante Labia-majora-Labioplastik, die in der Arztpraxis durchgeführt werden kann.

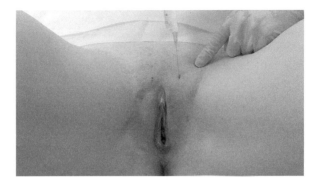

Abb. 15.1 Injektion von Lokalanästhetikum zur Betäubung der Labia majora

Anatomie der Labia majora und Injektionstechnik

Die Schichten der Labia majora von der Oberfläche bis in die Tiefe sind die Haut, die oberflächliche Faszie (eng verbunden mit der Dermis), das subkutane Fettgewebe, das in den Labia majora ein Fettdepot bildet, die tiefe Faszie, der Musculus bulbospongiosus und der Musculus vestibularis (quellfähiges, fibroelastisches Gewebe der Labia majora) (Abb. 15.2 und 15.3). Die Atrophie betrifft das subkutane

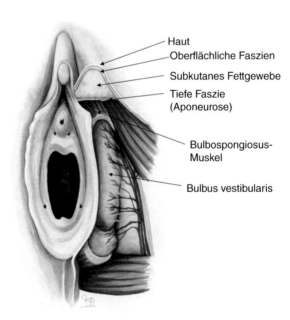

Abb. 15.2 Anatomie der Labia majora

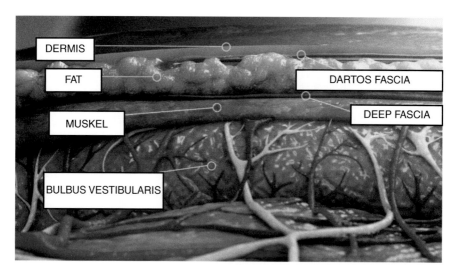

Abb. 15.3 Sagittale Ansicht der Anatomie der Labia majora

Fettgewebe der Labia majora, und hier (zwischen der oberflächlichen Faszie und dem Fettdepot) wird dann auch das HA-Gel angelagert (Abb. 15.4). Die Dermis und die oberflächliche Faszie widersetzen sich dem Durchgang der Kanüle, und dieser Widerstand muss überwunden werden, um sicherzustellen, dass wir uns in der subkutanen Ebene befinden, wo der Widerstand gegen den Durchgang der Kanüle geringer ist (Abb. 15.5).

Das HA-Gel für diesen Bereich muss dicht sein, eine intradermale Injektion ist wegen der Gefahr tastbarer Knötchen nicht zu empfehlen. Die Injektion kann entweder mit einer Nadel oder einer Kanüle erfolgen. Die Vorteile der Kanüle liegen darin, dass sie weniger traumatisch ist, ein besseres Gefühl für die anatomische Ebene vermittelt, in der wir uns befinden, und weniger schmerzhaft ist. Die zu verwendende Kanüle muss ein ausreichendes Kaliber haben, um den Widerstand der Dermis und der oberflächlichen Faszie zu überwinden, und von ausreichender Länge sein, um die gesamte Länge der Labia majora von einer einzigen Injektionsstelle aus längs zu injizieren. Die Einstichstelle der Kanüle kann vorne oder hinten an der Vulva liegen. Üblicherweise wird eine 70–80 mm lange und 18 G im Durchmesser messende Kanüle verwendet. Die Kanüle sollte parallel zur Haut eingeführt werden, um Verletzungen des Bulbus vestibularis während des Druckmanövers zu vermeiden, das erforderlich ist, um den anfänglichen Widerstand der Dermis und der oberflächlichen Faszie zu überwinden (Abb. 15.6). Der Bulbus vestibularis ist eine stark durchblutete Struktur, deren Verletzung zur Bildung von Hämatomen führen kann. Wird die Kanüle senkrecht zur Haut eingeführt, erhöht sich das Risiko einer Verletzung des Bulbus. Die HA-Injektion sollte nicht zu tief erfolgen, um zu vermeiden, dass das Produkt in die Fossa ischiorectalis gelangt, wo es ohne volumetrisches Ergebnis in den Labia majora verschwinden würde. Die HA-Injektion erfolgt in einer retrograden Bewegung, d. h., die HA-Injektion

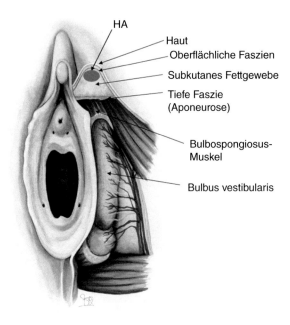

Abb. 15.4 Injektionsebene des Hyaluronsäure (HA)-Gels zwischen oberflächlicher Faszie und Fettgewebe der Labia majora

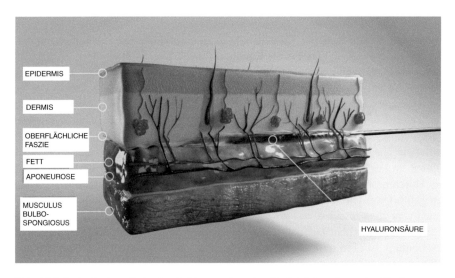

Abb. 15.5 SagittalerAusschnitt des Labium majus, der die Injektionsebene des Hyaluronsäure-Gels zwischen Dartos-Faszie und oberflächlicher Faszie und Fettgewebe zeigt

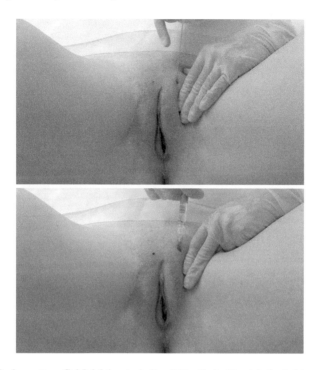

Abb. 15.6 Hyaluronsäure-Gel-Injektionstechnik mit Kanüle im Bereich der Labia majora

erfolgt beim Zurückziehen der Kanüle von distal nach proximal in Bezug auf den Eintrittspunkt der Kanüle. In der Regel ist es erforderlich, 1–2 ml HA pro Schamlippe zu injizieren. Nach der Injektion wird der Bereich leicht massiert.

Auswirkungen der postoperativen Behandlung

Die Wiederherstellung des Volumens der Labia majora verbessert ihr ästhetisches Erscheinungsbild, ihre mechanische Funktion und ihre Schutzfunktion. Die Wirkung hält 10 bis 12 Monate an. Es wird empfohlen, 1 Woche lang auf Geschlechtsverkehr, Saunabesuche und Schwimmbadbesuche zu verzichten. Antibiotika müssen nicht verordnet werden. Ansonsten kann ein normales Leben geführt werden. (Abb. 15.7, 15.8, 15.9 und 15.10).

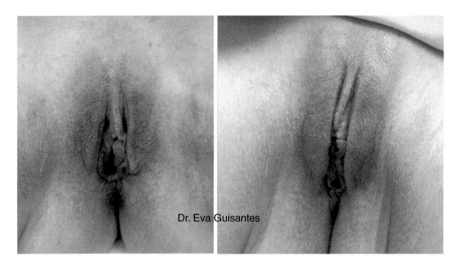

Abb. 15.7 41-jährige Frau, Injektion von HA 1 cc pro Labia majora. Links: vor der Behandlung, rechts: nach der Behandlung

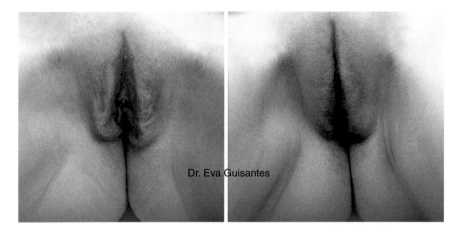

Abb. 15.8 58-jährige Frau, Injektion von HA 2 cc pro Labia majora. Links: vor der Behandlung, rechts: nach der Behandlung

Komplikationen

Komplikationen sind selten und in der Regel auf eine unzureichende Injektionstechnik oder die Wahl des Produkts zurückzuführen. Wenn sie auftreten, sind sie in der Regel mild und reversibel.

Bei zu tiefer Injektion kann ein Hämatom durch Verletzung des Bulbus vestibularis oder durch Migration des Produkts in die Fossa ischiorectalis entstehen,

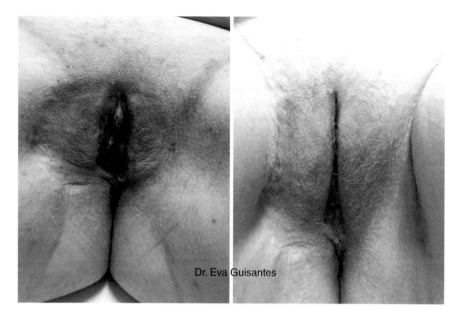

Abb. 15.9 42-jährige Frau mit Vorgeschichte von Mastektomie, pharmakologischer Menopause und Brustrekonstruktion mit TMG-Lappen *(transversaler muskulokutaner Gracilis-Lappen)*, die eine Narbe an der rechten Leiste, eine Retraktion der rechten Labia majora und eine Atrophie der Labia majora aufwies. Links: vor der Behandlung, rechts: nach der Behandlung

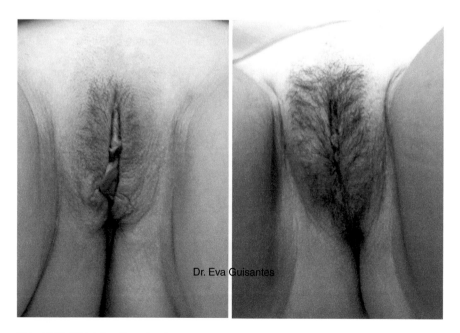

Abb. 15.10 55-jährige Frau, Injektion von HA 1 cc pro Labia majora. Links: vor der Behandlung, rechts: nach der Behandlung

wodurch die Atrophie der großen Schamlippen nicht korrigiert werden kann. Wenn ein Hämatom auftritt, wird es so behandelt, wie Hämatome normalerweise behandelt werden, d. h. lokale Kühlung, Kompression und Drainage im Falle eines Spannungshämatoms mit Hautbeteiligung. Die Migration des Produkts hat für die Patientin keine größeren Folgen als die fehlende Korrektur.

Bei zu oberflächlicher intradermaler Injektion eines volumisierenden Gels mit den oben genannten Eigenschaften können tastbare Knötchen auftreten. Knötchen können auch auftreten, wenn an einer einzigen Injektionsstelle ein zu großer Bolus abgelagert wird. Sie können zunächst mit Massage behandelt werden. Wenn die Knötchen trotz Massage länger als 6–8 Wochen bestehen bleiben, können sie durch Injektion von Hyaluronidase behandelt werden, um das Gel abzubauen und die Knötchen aufzulösen.

Infektionen sind selten und in der Regel auf mangelnde Asepsis während des Eingriffs zurückzuführen. Daher ist es wichtig, die Kanüle nicht mit Mull, Handschuhen usw. zu berühren und während des gesamten Vorgangs grundlegende aseptische Maßnahmen einzuhalten (Desinfektion, steriles Material und sterile Handschuhe). Das HA-Gel ist steril, ebenso die Kanüle und die Nadel, nicht jedoch die Spritze. Nadel und Kanüle dürfen daher nur mit der desinfizierten Haut der Patientin in Berührung kommen.

Andere leichte Komplikationen sind Erythem, Ödem, Schmerzen oder die Reaktivierung von Genitalherpes.

Ein HA-Gel mit ungeeigneten viskoelastischen Eigenschaften wird nicht den gewünschten volumisierenden Effekt erzielen, wird aufgrund erhöhter Gel-Fragmentierung zu schnell abgebaut oder wird migrieren.

Eine intravaskuläre Injektion in das Labium majus ist sehr unwahrscheinlich. Grundsätzlich ist die Verwendung einer Kanüle vorzuziehen, um diese Komplikation zu vermeiden.

Danksagung Dank an Isdin® und 3D Tech Omega Zeta (http://3dtechomegazeta.com) für die Bereitstellung einiger der in diesem Kapitel verwendeten Bilder. Illustrationen: Marina Guisantes.

Literatur

1. Kazezian Z, et al. Injectable hyaluronic acid down-regulates interferon signaling molecules, IGFBP3 and IFIT3 in the bovine intervertebral disc. Acta Biomater. 2017;1(52):118–29.
2. Portman DJ, Gass MLS, Vulvovaginal Atrophy Terminology Consensus Conference Panel. Genitourinary syndrome of menopause: new terminology for vulvo-vaginal atrophy from the International Society for the Study of Women's Sexual Health and The North American Menopause Society. Menopause. 2014;21(10):1063–8.
3. Dennerstein L, et al. A prospective population-based study of menopausal symptoms. Obstet Gynecol. 2000;96(3):351–8.
4. Stenberg A, et al. Prevalence of genitourinary and other climacteric symptoms in 61-year-old women. Maturitas. 1996;24(1–2):31–6.
5. Chim H, et al. The prevalence of menopausal symptoms in a community in Singapore. Maturitas. 2002;41(4):275–82.

6. Faubion SS, et al. Genitourinary syndrome of menopause: management strategies for the clinician. Mayo Clin Proc. 2017;92(12):1842–9.
7. Macbride MB, et al. Vulvovaginal atrophy. Mayo Clin Proc. 2010;85:87–94.
8. Levine KB, et al. Vulvovaginal atrophy is strongly associated with female sexual dysfunction among sexually active postmenopausal women. Menopause. 2008;15:661–6.
9. Fasola E, Gazzola R. Labia majora augmentation with hyaluronic acid filler: technique and results. Aesthet Surg J. 2016;36(10):1155–63.
10. Hexsel D, Dal'Forno T, Caspary P, Hexsel CL. Soft-tissue augmentation with hyaluronic acid filler for labia majora and mons pubis. Dermatol Surg. 2016;42(7):911–4.
11. Jabbour S, et al. Labia majora augmentation: a systematic review of the literature. Aesthet Surg J. 2017;37(10):1157–64.
12. Zerbinati N, et al. A new hyaluronic acid polymer in the augmentation and restoration of labia majora. J Biol Regul Homeost Agents. 2017;31(2):153–61.
13. Fasola E, Anglana F, Basile S, Bernabei G, Cavallini M. A case of labia majora augmentation with hyaluronic acid implant. J Plast Dermatol. 2010;6:215–8.
14. Vogt PM, Herold C, Rennekampff HO. Autologous fat transplantation for labia majora reconstruction. Aesthet Plast Surg. 2011;35:913–5.
15. Hersant B, et al. Labia majora augmentation combined with minimal labia minora resection: a safe and global approach to the external female genitalia. Ann Plast Surg. 2018;80(4):323–7.
16. Karabağlı Y, et al. Labia majora augmentation with de-epithelialized labial rim (minora) flaps as an auxiliary procedure for labia minora reduction. Aesthet Plast Surg. 2015;39(3):289–93.
17. Wilkie G, Bartz D. Vaginal rejuvenation: a review of female genital cosmetic surgery. Obstet Gynecol Surv. 2018;73(5):287–92.
18. Salgado CJ, Tang JC, Desrosiers AE. Use of dermal fat graft for augmentation of the labia majora. J Plast Reconstr Aesthet Surg. 2012;65(2):267–70.

Kapitel 16
Klitoropexie – Klitoroplastie

Ricardo L. Kruse

Einführung

Klitoromegalie ist eine relativ seltene Erkrankung; dennoch hat ihre Häufigkeit in den letzten Jahren aufgrund der Einnahme exogener Hormone bei gesunden Personen zugenommen. Obwohl objektive Messwerte zur Definition der Klitoromegalie in der Literatur variieren, ist ihr klinisches Erscheinungsbild für erfahrene Praktiker ziemlich offensichtlich. Es gibt viele Ursachen für Klitoromegalie, wobei angeborene Bedingungen die häufigsten sind, wie die klassische kongenitale adrenale Hyperplasie. Die Behandlung der Klitoromegalie erfolgt hauptsächlich chirurgisch, jedoch wird die Klitoroplastik bei Erwachsenen selten durchgeführt. Ziel dieses Kapitels ist es, eine für uns bewährte Technik zur Behandlung erwachsener Patientinnen mit klinischer Klitoromegalie, klitoraler Überempfindlichkeit aufgrund klitoraler Überexposition oder klitoraler Ptosis zu beschreiben, die sicher ist und gute ästhetische sowie sexualfunktionelle Ergebnisse liefert.

Historische Daten und anatomische Überlegungen

Klitorale Hypertrophie ist eine relativ seltene Erkrankung, zu der es in der Literatur nur wenige Daten gibt [1]. Das Konzept der Klitoromegalie variiert in der Literatur. Oyama definiert sie als eine klitorale Fläche von mehr als 35–45 mm^2 [2]. Laut Tagatz wird Klitoromegalie als vergrößerte Klitoris mit einer Klitorisglanslänge von mehr als 10 mm oder einem Klitoralindex von mehr als 35 mm^2

R. L. Kruse (✉)
RK – Cirurgia Plástica, Fortaleza, Ceará, Brasilien
E-Mail: contato@ricardokruse.com.br

© Der/die Autor(en), exklusiv lizenziert an Springer Nature Switzerland AG 2024
P. Gonzales-Isaza und R. Sánchez-Borrego, *Labioplastik – Topographie und Varianten*, https://doi.org/10.1007/978-3-031-70021-7_16

definiert [3]. Die häufigste Ursache der Klitoromegalie, die in der Literatur beschrieben wird, ist die klassische kongenitale adrenale Hyperplasie. Eine erwor-
bene Klitorishyperplasie ist bei erwachsenen Frauen relativ selten und hat unterschiedliche Ursachen [4]. Die Ätiologie einer erworbenen Klitoromegalie kann in
hormonell, nichthormonell, Pseudoklitoromegalie und idiopathische Klitoromegalie kategorisiert werden [5]. Bei den hormonellen Ursachen ist ein Androgen-
überschuss der Hauptfaktor für die Klitorisvergrößerung. Innerhalb dieser Gruppe
sollten nochmals drei Subgruppen unterschieden werden: Endokrinopathien,
androgenproduzierende Tumoren [6] und exogene synthetische Hormongabe. Die
wichtigsten Endokrinopathien sind nichtpolyzystischer ovarieller Hypertestos-
teronismus und polyzystisches Ovarialsyndrom (PCOS) [6]. In letzter Zeit hat es
einen signifikanten Anstieg der klinischen Klitoromegalie gegeben, hauptsächlich
bei Fitnessstudio-Besucherinnen, Bodybuilderinnen und Patientinnen mit bioiden-
tischer Hormontherapie aufgrund der Verabreichung synthetischer Androgene (an-
abole Steroide und Androgenvorläufer).

Die Klitoroplastik, insbesondere bei Erwachsenen, ist ein selten durchgeführ-
tes Verfahren. Ihre Ziele bestehen darin, ein normales Genitalaussehen zu erreichen und die Sensibilität mit einer zufriedenstellenden sexuellen Reaktion zu bewahren [6]. Chirurgische Eingriffe bei dieser Erkrankung gehen mit einer Reihe
von Vorbehalten einher, sowohl vonseiten der Patientinnen als auch der Praktiker.
Grund dafür ist die Angst vor Nervenschäden und dem Verlust der Sensibilität, die
die zukünftige sexuelle Responsivität und die Orgasmusfähigkeit beeinträchtigen
könnten. Wie von Hendren und Crawford beschrieben [7], ist die Klitorisreduktion das am weitesten akzeptierte und praktizierte chirurgische Verfahren zur Behandlung der Klitoromegalie, da sie die klitorale Ästhetik maximiert und dabei die
potenzielle sexuelle Funktion durch neurovaskuläre Erhaltung bewahrt [8]. Die
chirurgische Klitorisreduktion wird seit über einem halben Jahrhundert praktiziert,
um bei ausgewählten Patientinnen eine sexuelle Differenzierung zu ermöglichen
[9], hauptsächlich bei Säuglingen mit Fehlbildungen der Geschlechtsorgane. Eine
chirurgische Methode zur Korrektur der Klitoromegalie wurde erstmals 1937 von
Young beschrieben [10], der eine Klitorektomie bei einem Kind mit kongenitaler
adrenaler Hyperplasie durchführte [6]. Bis in die 1960er-Jahre war die Klitorektomie oder Klitorisamputation als Standardbehandlung weit verbreitet [11]. Techniken zur Reduktion und Verlagerung der Klitoris (und Rezession) wurden 1961 von
Lattimer [12] und 1970 von Randolph und Hung [13] eingeführt. Patientinnen,
die als Säuglinge diesen Verfahren unterzogen wurden, berichteten später über
schmerzhafte Klitoriserektionen im Erwachsenenalter [9].

Der Nervus dorsalis clitoridis (NDC) versorgt sensibel die Klitoris, und seine
Funktion und Integrität sind entscheidend für die sexuelle Funktion. Laut Poppas
betrug die durchschnittliche Größe der in ihrer Studie gefundenen Nn. dorsalis
735 µm [8], während O'Connel und Ginger 2 mm berichteten [14–16]. Kürzlich
fand Kelling bei der Dissektion von 10 frischen Kadavern heraus, dass der NDC
größer war als erwartet (2,0–3,2 mm) [17]. Das Verständnis des anatomischen Verlaufs der dorsalen Nerven der Klitoris ist daher wichtig für jede weibliche ästhetische Intimchirurgie, hauptsächlich für Eingriffe mit Klitorisvorhautreduktion oder

-plastik, aber *hauptsächlich* für die Klitoroplastik. Die anatomische Lokalisation dieser Nerven ist sowohl bei fötalen [18] als auch bei erwachsenen Patienten beschrieben [16, 17, 19]. Die Neuroanatomie der N. dorsalis ist bei erwachsenen und fetalen Patienten vergleichbar, sodass die chirurgische Technik in allen Altersgruppen identisch ist[8]. Laut Literatur entspringen die Nerven unterhalb des Schambeins, unter dem Ramus pubis inferior, und verlaufen entlang des oberen/unteren Randes des Klitoriskörpers. An der Ecke des Klitoriskörpers, unterhalb der Schambeinfuge, tritt der NDC in die tiefe Komponente des Ligamentum suspensorium ein, das den Klitoriskörper an der Schambeinfuge befestigt, und bildet zwei große Bündel, die sich seitlich dort auffächern, wo die beiden kruralen Anteile zusammenkommen, um den Klitoriskörper mit seinem mittigen Septum zu bilden. Die Innervation der Glans clitoridis erfolgt durch eine weitläufige Verzweigung der Nerven am distalen korporalen Ende (Abb. 16.1).

Die Nerven verlaufen dorsal entlang des Klitorisschaftes zwischen der Fascia clitoridis und der Tunica albuginea, und wurden zufällig an verschiedenen Positionen rund um die Klitoris von der 10-Uhr- bis zur 2-Uhr-Position gefunden, wobei die 12-Uhr-Position und der Bereich zwischen der 5-Uhr- und der 7-Uhr-Position übereinstimmend nervenfrei sind [16–19]. Es wird auch erwartet, dass bei hypertrophierter Klitoris die dorsalen Nerven weiter lateral liegen [8], was eine sichere

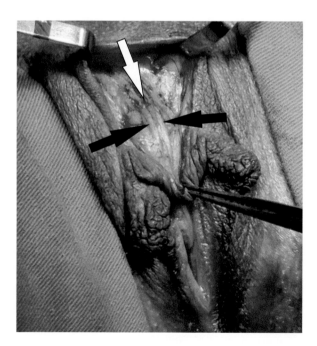

Abb. 16.1 Befund nach sorgfältiger Dissektion der Klitorisvorhaut, bei der die äußere von der inneren Schicht getrennt wurde. Weißer Pfeil: Ligamentum suspensorium, schwarze Pfeile: linker und rechter N. dorsalis der Klitoris

dorsale Mittelliniennaht in der 12-Uhr-Position bei Durchführung einer Klitoropexie ermöglicht.

Chirurgische Technik

Die folgende Technik der Klitoroplastik ist meine persönliche Wahl bei der Erstbehandlung von Patientinnen mit Klitorishypertrophie, übermäßiger Exposition der Glans clitoridis oder Klitorisptose mit langer/hypertropher/übergroßer/redundanter Vorhaut. Andere Verfahren können zusammen mit der Klitoropexie durchgeführt werden, wie z. B. Reduktion der Labia minora (Labioplastik), Reduktion der Labia majora (Labioplastik), Vergrößerung der großen Schamlippen durch autologe Fetttransplantation, andere plastische Operationen usw.

Die chirurgische Technik ist ein einzeitiges Verfahren, das auf einer Modifikation der von Fuertes Lanzuela beschriebenen Technik basiert [20], wobei das dorsale neurovaskuläre Bündel erhalten bleibt. Mein bevorzugtes Instrumentarium für Inzisionen und Dissektionen bei Labioplastik, Klitorisvorhautreduktion und Klitorisplastik oder Klitoropexie ist das 4-MHz-Hochfrequenzskalpell WAVETRONIC™ (Loktal Medical Electronics Ind. & Com. Ltd., São Paulo – SP, Brasilien), da ich mit der haarfeinen Elektrodenspitze die exakte Position und Tiefe der Inzision und Dissektion während des Eingriffs perfekt visualisieren und kontrollieren kann. Der Eingriff wird in hoch dorsaler Steinschnittlage unter Spinalanästhesie und Sedierung durchgeführt, um den Patientinnen den größtmöglichen Komfort zu bieten und das chirurgische Ergebnis zu verfeinern. Bei dieser Technik wird die Klitorisvorhaut markiert und   entlang einer Linie, die am Übergang von der Schleimhaut zur Haut beginnt und etwa 3 cm auf jeder Seite der Vorhaut nach unten verläuft, eingeschnitten (Abb. 16.2), wodurch zwei Blätter entstehen, eines

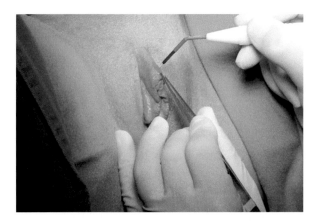

Abb. 16.2 Die Inzisionslinie wird am Übergang zwischen Klitorisvorhaut und Schleimhaut der Vorhaut gesetzt

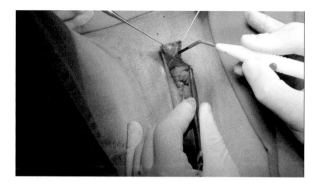

Abb. 16.3 Sorgfältige Dissektion durch die oberflächliche Komponente des Ligamentum suspensorium mit Erhaltung der darunter liegenden Nervenäste

außen und eines innen, die das Suspensorium und den Klitoriskörper freilegen. Die Schleimhaut der Vorhaut bleibt an der Klitoris haften, was einen physiologischeren Kontakt mit der Glans clitoridis ermöglicht und einen freien Hautlappen der Klitorisvorhaut belässt, der je nach Bedarf zum Abdecken der Glans clitoridis beschnitten werden kann.

Die sorgfältige Dissektion erfolgt in Richtung des Schambeins durch die oberflächliche Komponente des Ligamentum suspensorium (Abb. 16.3), wobei dessen Verbindung zur Tunica albuginea des Klitoriskörpers erhalten bleibt, um die Integrität der durch sie verlaufenden Nervenäste zu erhalten.

Die Klitoropexie erfolgt durch drei Nähte an den Positionen 12, 4 und 8 Uhr, wobei die dorsalen Nerven der Klitoris nicht berührt werden, die sich an den Positionen 10 (11) und 1 (2) Uhr befinden. Die erste Naht wird in der Mittellinie (Abb. 16.4) unmittelbar hinter dem Präputium platziert und verbindet den Klitoriskörper mit dem Periost des Schambeins mit einer 2-0 Prolene™-Naht (Ethicon, Somerville, NJ, USA), wodurch die Glans clitoridis nach innen oben verlagert wird (Abb. 16.5).

Die zweite und die dritte Naht werden auf beiden Seiten des Klitoriskörpers angebracht, um die Glans clitoridis nach unten zu drehen und ihren Expositionswinkel auszugleichen, damit sie natürlicher aussieht. Das Ligamentum suspensorium wird mit 4-0 Vicryl™-Nähten (Ethicon, Somerville, NJ, USA) wieder verbunden, die überschüssige Haut der Klitorisvorhaut wird abgeschnitten (Abb. 16.6), und das Ende wird mit einer 5-0 Vicryl™-Naht (Ethicon, Somerville, NJ, USA) an das Ende der Vorhaut genäht (Abb. 16.7).

Postoperative Pflege

Die Patientinnen werden in der Regel noch am selben Tag entlassen, nachdem sie die volle Kontrolle und Sensibilität der unteren Extremitäten wiedererlangt haben, insbesondere wenn die Operation am frühen Morgen durchgeführt wurde.

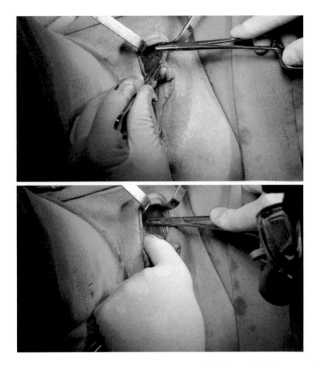

Abb. 16.4 Die erste Naht der Klitoropexie wird in der Mittellinie positioniert, unmittelbar hinter dem Präputium, und verbindet den Klitoriskörper mit dem Periost des Schambeins

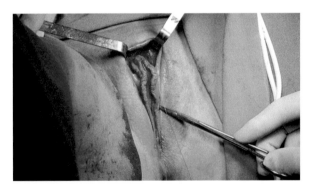

Abb. 16.5 Die Mittelliniennaht ermöglicht es, die Glans clitoridis weiter nach innen oben zu verlagern

Schmerzen sind eines der beunruhigendsten Symptome für die Patientinnen nach der Operation; dennoch werden sie nach diesem Eingriff gut toleriert und/oder sind gut behandelbar. Wir verschreiben in der Regel Ketoprofen 200 mg oral einmal täglich für die ersten 5 Tage und andere Analgetika nach Bedarf, abhängig von

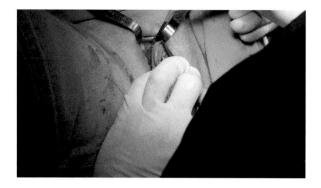

Abb. 16.6 Die überschüssige Haut der Klitorisvorhaut wird abgeschnitten und ihr Ende wird an das Ende des Präputiums genäht

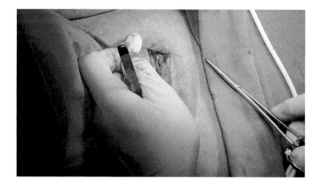

Abb. 16.7 Letzter Schritt: Vernähen der Haut zwischen Klitorisvorhaut und Präputium

den Beschwerden. Wenn die Patientin immer noch leichte Schmerzen hat, beginnen wir mit Dipyrone/Paracetamol 500 mg oral alle 4–6 h. Bei mäßigen Schmerzen verschreiben wir Ketorolac Trometamol 10 mg oral alle 6–8 h. Bei starken Schmerzen (ich würde sagen: „sehr selten, seien Sie vorsichtig!") verschreiben wir Codein 30 mg + Paracetamol 500 mg oral alle 4–6 h. Suchen Sie in diesem speziellen Fall nach einer anderen möglichen Ursache für die starken Schmerzen, anstatt nur davon auszugehen, dass es sich um ein persönliches Merkmal dieser speziellen Patientin handelt. Kühlung sollte in den ersten 3–4 Tagen nach der Operation 4- bis 6-mal täglich für ca. 30 min angewandt werden. Für die Hygiene wird empfohlen, sich beim Duschen ein- bis zweimal mit Wasser und milder Seife abzuspülen. Übermäßiges Waschen schadet mehr als es nützt. Die Kleidung sollte locker sitzen (Kleider und Röcke), und die Unterwäsche sollte weder zu eng noch zu weit sein. Jeans, Hosen, Strumpfhosen usw. sind zu vermeiden 3–5 Tage nach der Operation kann die Patientin wieder Geschlechtsverkehr haben und sich körperlich betätigen. Zwischen dem 7. und 15. Tag nach der Operation wird eine erste Nachsorgekonsultation vereinbart, und die Nachsorge erstreckt sich über einen

Zeitraum von 12 Monaten, mit geplanten Nachuntersuchungen in den Monaten 1, 3, 6 und 12 postoperativ, um die Patientin genau zu beobachten.

Ergebnisse

Im Folgenden werden die Fälle von vier Patientinnen mit unterschiedlichen Krankheitsbildern und unterschiedlichen Ätiologien vorgestellt, um das breite Indikationsspektrum unserer Technik zu veranschaulichen.

Um das postoperative Ergebnis mit dem präoperativen Fall zufriedenstellend vergleichen zu können, wurde von allen Patientinnen eine Fotodokumentation nach meinen eigenen Maßstäben erstellt, die mehrere Aufnahmewinkel umfasst, hier vereinfacht auf nur zwei: ein frontaler (im Winkel von 15° zur Horizontalachse) und ein lateraler („linke obere Schräglage", im Winkel von 45° zu allen Achsen), den ich als *Kruse-Inzidenz* bezeichne und der eine genauere und bessere Vorstellung von der dreidimensionalen Form der Klitorisvorhaut und der Klitoris und ihrem prominenten hypertrophen Zustand vermittelt.

Bei Patientin A, 25 Jahre alt, die über Klitoromegalie, eine Hypertrophie der kleinen Schamlippen, eine Hypotrophie der großen Schamlippen und einen überexponierten Introitus (hauptsächlich aufgrund exogener Testosteronzufuhr) klagte, wurden eine Klitoropexie, eine Klitorisvorhautplastik (Reduktion der Klitorisvorhaut), eine Labioplastik zur Verkleinerung der kleinen Schamlippen und eine Vergrößerung der großen Schamlippen durch autologe Fetttransplantation durchgeführt (Abb. 16.8 und 16.9).

Bei Patientin B, 32 Jahre alt, die über eine Klitoromegalie, eine Hautredundanz der Klitorisvorhaut und eine Hypertrophie der kleinen Schamlippen klagte, die

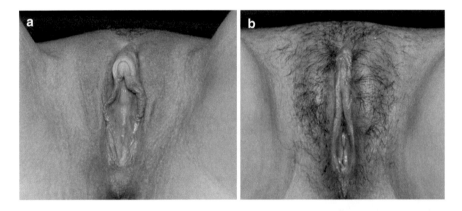

Abb. 16.8 Patientin A (25 Jahre alt) – Klitoropexie, Reduktion der Klitorisvorhaut, Labioplastik zur Verkleinerung der kleinen Schamlippen und Vergrößerung der großen Schamlippen durch autologe Fetttransplantation von 6 ml auf jeder Seite (insgesamt 12 ml). (**a**) Frontalansicht präoperativ, (**b**) Frontalansicht 1 Monat postoperativ

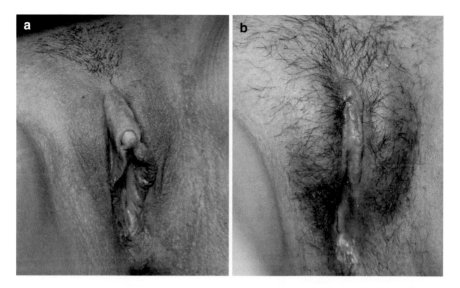

Abb. 16.9 Patientin A (25 Jahre alt) – Klitoropexie, Reduktion der Klitorisvorhaut, Labioplastik zur Verkleinerung der kleinen Schamlippen und Vergrößerung der großen Schamlippen durch autologe Fetttransplantation von 6 ml auf jeder Seite (insgesamt 12 ml). (**a**) Seitenansicht präoperativ, (**b**) Seitenansicht 1 Monat postoperativ

hauptsächlich auf die Einnahme von exogenem Oxandrolon zurückzuführen war, wurden eine Klitoropexie, eine Klitorisvorhautplastik (Reduktion der Klitorisvorhaut) und eine Labioplastik (Verkleinerung der kleinen Schamlippen) durchgeführt (Abb. 16.10 und 16.11).

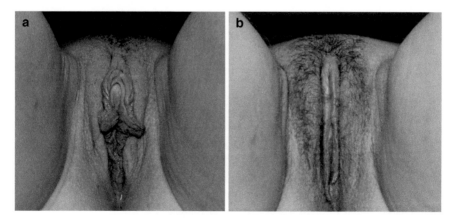

Abb. 16.10 Patientin B (32 Jahre alt) – Klitoropexie, Reduktion der Klitorisvorhaut und Reduktionslabioplastik der kleinen Schamlippen. (**a**) Frontalansicht präoperativ, (**b**) Frontalansicht 1 Monat postoperativ

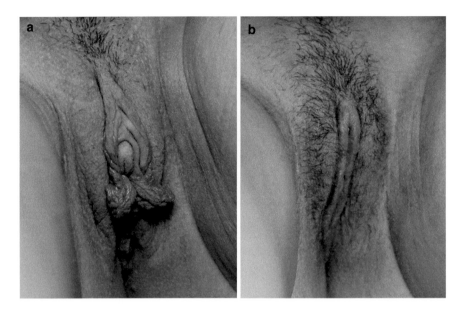

Abb. 16.11 Patientin B (32 Jahre alt) – Klitoropexie, Reduktion der Klitorisvorhaut und Reduktionslabioplastik der kleinen Schamlippen. (**a**) Seitenansicht präoperativ, (**b**) Seitenansicht 1 Monat postoperativ

Patientin C, 26 Jahre alt, bei der zuvor eine missglückte Operation zur Reduktion der kleinen Schamlippen und der Klitorisvorhaut durchgeführt worden war und die sich danach zur Einnahme exogener Steroide entschied, stellte sich mit einer hypertrophen, abgelösten Glans und einer übermäßig exponierten Klitoris vor. Die Patientin unterzog sich einer beidseitigen Frenulumrekonstruktion, einer Klitoropexie, einer Klitorisvorhautplastik (Rekonstruktion der Klitorisvorhaut) und einer Vergrößerung der großen Schamlippen mit autologer Fetttransplantation (Abb. 16.12 und 16.13).

Patientin D, 58 Jahre alt, die vor etwa 25 Jahren eine Reduktion der kleinen Schamlippen und der Klitorisvorhaut vornehmen ließ, stellte sich mit hypertropher Klitorisvorhaut, Asymmetrie der kleinen Schamlippen und Hypotrophie der großen Schamlippen vor. Die Patientin wurde einer Klitoropexie, Klitorisvorhautplastik (Reduktion der Klitorisvorhaut) und einer Vergrößerung der großen Schamlippen durch autologe Fetttransplantation unterzogen (Abb. 16.14 und 16.15).

Ein klitoraler Orgasmus wurde bei allen Patientinnen ohne Schmerzen erreicht. Die Überempfindlichkeit der Glans clitoridis von vor der Operation verschwand nach der Klitoropexie bei allen Patientinnen, die darunter gelitten hatten. Keine der Patientinnen berichtete über einen Verlust der Sensibilität in der Klitoris. Alle Patientinnen waren mit den ästhetischen und funktionellen Ergebnissen ihres Eingriffs zufrieden.

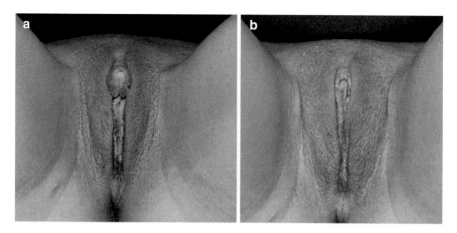

Abb. 16.12 Patientin C (26 Jahre alt) – Klitoropexie, Klitorisvorhautreduktion und Vergrößerung der großen Schamlippen durch autologe Fetttransplantation von 8 ml auf jeder Seite (16 ml insgesamt). (**a**) Frontalansicht präoperativ, (**b**) Frontalansicht 3 Monate postoperativ

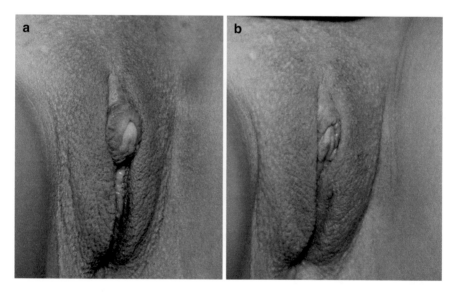

Abb. 16.13 Patientin C (26 Jahre alt) – Klitoropexie, Klitorisvorhautreduktion und Vergrößerung der großen Schamlippen durch autologe Fetttransplantation von 8 ml auf jeder Seite (16 ml insgesamt). (**a**) Seitenansicht präoperativ, (**b**) Seitenansicht 3 Monate postoperativ

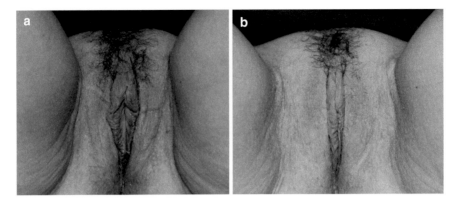

Abb. 16.14 Patientin D (58 Jahre alt) – Klitoropexie, Klitorisvorhautreduktion, Reduktion der kleinen Schamlippen (Labioplastik) und Vergrößerung der großen Schamlippen durch autologe Fetttransplantation von 8,5 ml auf jeder Seite (17 ml insgesamt). (**a**) Frontalansicht präoperativ, (**b**) Frontalansicht 6 Monate postoperativ

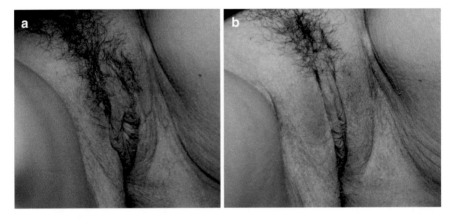

Abb. 16.15 Patientin D (58 Jahre alt) – Klitoropexie, Klitorisvorhautreduktion, Reduktion der kleinen Schamlippen (Labioplastik) und Vergrößerung der großen Schamlippen durch autologe Fetttransplantation von 8,5 ml auf jeder Seite (17 ml insgesamt). (**a**) Seitenansicht präoperativ, (**b**) Seitenansicht 6 Monate postoperativ

Komplikationen

Die häufigsten Komplikationen dieses Eingriffs sind Blutungen und/oder Hämatome, vor allem in der frühen postoperativen Phase (in einem Fall trat eine unerwartete arterielle Blutung am 18. postoperativen Tag auf). Weitere mögliche Komplikationen sind Wunddehiszenz und das Reißen der inneren Nähte, die die Klitoropexie stützen, meist wenn die Patientinnen früher als empfohlen wieder

voll aktiv werden (leider sehr häufig bei diesen Patientinnen). Die am meisten ge-
fürchtete Komplikation in der plastischen Chirurgie – wie in jeder anderen chirurgischen Disziplin – ist die Nekrose. Die beiden Hauptursachen sind Ischämie
durch Devaskularisation oder arterielle Abschnürung während der Dissektion oder
Reposition der Klitoris und Verbrennungen durch übermäßige Energiezufuhr während der Inzision, Dissektion oder Koagulation von Gefäßen, was zu Verbrennungen von Gewebe (arteriell, venös, Weichgewebe oder Haut) führt.

Zusammenfassung

Mit dieser Technik glauben wir, ein normales Genitalaussehen zu erreichen und
gleichzeitig die Sensibilität mit einer zufriedenstellenden sexuellen und orgasmi-
schen Reaktion zu erhalten. Komplikationen sind bei jedem chirurgischen Eingriff möglich und können behandelt werden, ohne das ästhetische Endergebnis zu
beeinträchtigen. Wir kommen zu dem Schluss, dass es sich um eine sichere und
leicht reproduzierbare Technik handelt, die eine zufriedenstellende Option für die
Behandlung erwachsener Patientinnen mit Klitorishypertrophie darstellt, ohne die
Klitorisfunktion zu beeinträchtigen.

Literatur

1. Horejsi J. Acquired clitoral enlargement: diagnosis and treatment. Ann N Y Acad Sci.
   1997;816:369–72.
2. Oyama IA, Steinberg AC, Holzberg AS, Maccarone JL. Reduction clitoroplasty: a technique
   for debulking the enlarged clitoris. J Pediatr Adolesc Gynecol. 2004;17:393–5.
3. Tagatz GE, Kopher RA, Nagel TC, Okagaki T. The clitoral index: a bioassay of androgenic
   stimulation. Obstet Gynecol. 1979;54(5):562–4.
4. Puppo V. Anatomy and physiology of the clitoris, vestibular bulbs, and labia minora with
   a review of the female orgasm and the prevention of female sexual dysfunction. Clin Anat.
   2013;26:134–52.
5. Copcu E, Aktas A, Sivrioglu N, Copcu O, Oztan Y. Idiopathic isolated clitoromegaly: a report of two cases. Reprod Health. 2004;1:4.
6. Sayer RA, Deutsch A, Hoffman MS. Clitoroplasty. Obstet Gynecol. 2007;110(2 II):523–5.
7. Hendren WH, Crawford JD. Androgenital syndrome: the anatomy of the anomaly and its
   repair – some new concepts. J Pediatr Surg. 1969;4:49.
8. Poppas DP, Hochsztein AA, Baergen RN, Lloyd E, Chen J, Felsen D. Nerve sparing
   ventral clitoroplasty preserves dorsal nerves in congenital adrenal hyperplasia. J Urol.
   2007;178:1802–6. discussion 1806.
9. Lean WL, Hutson JM, Deshpande AV, Grover S. Clitoroplasty: past, present and future.
   Pediatr Surg Int. 2007;23:289–93.
10. Young HH. Genital abnormalities, hermaphroditism and related adrenal disease. Baltimore,
    MD: Williams and Wilkins; 1937. S. 103–5.
11. Allen LE, Hardy BE, Churchill BM. The surgical management of the enlarged clitoris. J
    Urol. 1982;128:351–4.

12. Lattimer JK. Relocation and recession of the enlarged clitoris with preservation of the glans: an alternative to amputation. J Urol. 1961;86:113–6.
13. Randolph JG, Hung W. Reduction clitoroplasty in females with hypertrophied clitoris. J Pediatr Surg. 1970;5:224–31.
14. O'Connel HE, Hutson JM, Anderson CR, Plenter RP. Anatomical relationship between urethra and clitoris. J Urol. 1998;159:1892.
15. O'Connel HE, Sanjeevan, Hutson JM. Anatomy of the clitoris. J Urol. 2005;174:1189.
16. Ginger VAT, Cold CJ, Yang CC. Surgical anatomy of the dorsal nerve of the clitoris. Neurol Urodyn. 2011;30:412–6.
17. Kelling JA, Erickson CR, Pin J, Pin PG. Anatomical dissection of the dorsal nerve of the clitoris. Aesthet Surg J. 2020;40(5):541–7.
18. Baskin LS, Erol A, Li YW, Liu WH, Kurzrock E, Cunha GR. Anatomical studies of the human clitoris. J Urol. 1999;162:1015.
19. Marino VD, Lepidi H. Anatomic study of the clitoris and the bulbo-clitoral organ, Bd. 9. Switzerland: Springer International Publishing; 2014.
20. Fuertes Lanzuela S, Cartagena Sanchez P. Hiperplasia suprarrenal congénita virilizante. Retroposición del clítoris (versus amputación). Cir Plas Iberolatinoam. 1985;11(1):65–70.

Kapitel 17
Qualitätssicherung in der Gyn-Ästhetik

Rafael Sánchez-Borrego⬤, **Manuel Sánchez-Prieto**⬤
und Pablo Gonzalez-Isaza

Einführung

Regenerative und funktionale Gynäkologie (Gyn-Ästhetik), ein relativ neues, dynamisches und expandierendes Gebiet, verspricht eine Verbesserung der sexuellen Leistungsfähigkeit sowie eine funktionelle und ästhetische Aufwertung des Urogenitalbereichs der Frau. Das Fehlen einer Regulierung und eines Konsenses hat diesen Fachbereich jedoch nicht daran gehindert, in den letzten Jahren eine wichtige Rolle zu erlangen.

Die Schamlippenkorrektur und andere kosmetische Eingriffe im vulvovaginalen Bereich haben eine Flut von Werbekampagnen ausgelöst. Manche nennen sie „Designer-Laser-Vaginoplastik", „vaginale Verjüngung", „Revirgination" oder „G-Shot". Diese Verfahren und ihre Glaubwürdigkeit haben die medizinische Gemeinschaft und die breite Öffentlichkeit sensibilisiert. Die Medikalisierung (und damit auch die Chirurgie) des Sexualverhaltens, bei der pharmakologische

R. Sánchez-Borrego (✉)
Gynecology and Obstetrics Department, DIATROS Woman's Clinic, Barcelona, Spanien
E-Mail: rschez.borrego@diatros.com

R. Sánchez-Borrego
Functional and Cosmetic Gynecology and Cosmetic Genital Surgery, Degree University, Barcelona, Spanien

M. Sánchez-Prieto
Gynecology and Obstetrics Department, Dexeus University Institute, Barcelona, Spanien
E-Mail: mansan@dexeus.com

P. Gonzalez-Isaza
Obstetrics and Gynecology Urogynecology Minimally Invasive Surgery Functional Cosmetic and Regenerative Gynecology, Hospital Universitario San Jorge/Liga contra el Cancer, Pereira, Madrid, Spanien

und chirurgische Eingriffe zur Steigerung des sexuellen Lustempfindens propagiert werden, wurde sogar angeprangert. Es wurde sogar die Frage aufgeworfen, ob kosmetische Eingriffe an den weiblichen Genitalien (Female Genital Cosmetic Surgery, FGCS), bei denen aus nichtmedizinischen Gründen die Struktur und das Aussehen gesunder weiblicher Genitalien verändert werden, gegen das Gesetz gegen die Verstümmelung weiblicher Genitalien von 2003 verstoßen, und zwar im Lichte der 2019 veröffentlichten CPS-Leitlinien und der Literatur zu den Beweggründen von Frauen, die FGCS in Anspruch nehmen, und zu deren Wirksamkeit [1]. Die Ethik und Angemessenheit der Verfahren selbst und vor allem die Ausbildung vieler Ärzte, die diese Verfahren durchführen, werden in Frage gestellt.

In der Ausbildung in Gyn-Ästhetik sollte eine umfassende Vermittlung aller medizinisch indizierten Verfahren angestrebt werden. Vor allem aber müssen die Verfahren und die Ausbildung im Interesse der Gesundheit der Frauen standardisiert werden.

Fachgebiet

Gyn-Ästhetik ist als eigenständiges Fachgebiet innerhalb der Medizin zu betrachten. Dieser Bereich umfasst Teams von Fachleuten, die über ähnliche Fähigkeiten und Erfahrungen verfügen und gemeinsam die Bedürfnisse dieses Gebiets erfüllen.

Es wurde vorgeschlagen, dass Gynäkologen die einzigen Fachärzte sein sollten, die Operationen im Genitalbereich durchführen [2]; betrachtet man jedoch den Ansatz dieses Funktionsbereichs, so kann jeder Arzt, der mit der Pathophysiologie der Urogenitalorgane vertraut ist und über eine ausreichende Ausbildung in der Vulva- und Vaginalanatomie verfügt, die geplanten chirurgischen Eingriffe durchführen. Andererseits sollten die Patientinnen über die Ausbildung und Berufserfahrung der Ärzte, die sie behandeln, informiert sein.

Idealerweise sollte die Ausbildung, wie in den meisten Funktionsbereichen, durch ein *multidisziplinäres Team* aus mehreren Gesundheitsberufen erfolgen, zu dem Ärzte, Chirurgen, Sexualwissenschaftler, Psychologen, Psychotherapeuten und Physiotherapeuten gehören. Viele medizinische Fachbereiche können einen aktiven Beitrag zu diesem Funktionsbereich leisten. Dazu gehören ästhetische Medizin, die Allgemeinchirurgie, die plastische Chirurgie, die Gynäkologie, Urologie und Dermatologie. Diese Spezialisten führen bereits kosmetische Eingriffe und rekonstruktive Arbeiten durch und können aktiv zur Weiterentwicklung der Ausbildung in diesem Bereich beitragen.

Ausbildungsrichtlinien

Da die Liste der chirurgischen und nichtchirurgischen Optionen sehr lang ist und ständig neue Innovationen auftauchen, bedeutet die Verfügbarkeit von Fachleuten mit unterschiedlichem Hintergrund eine größere Auswahl für die Frauen und eine bessere Fähigkeit der Ärzte, die beste Behandlung für die Patientinnen auszuwählen. Darüber hinaus ermöglicht das multidisziplinäre Team eine kontinuierliche Bewertung und Überprüfung der Ausbildungsinhalte und -ergebnisse.

Die derzeit verwendete Terminologie zur Beschreibung ästhetischer gynäkologischer Verfahren umfasst viele nicht beschreibende, geschützte oder informelle Bezeichnungen, die zu einer gewissen Verwirrung über ihre spezifischen Ziele und Techniken beitragen. Mitglieder der International Urogynecological Association (IUGA) und der American Urogynecological Society (AUGS) haben einen Terminologiebericht für elektive ästhetische gynäkologische Eingriffe, anatomische Klassifikation, Ergebnismessung und Meldung von Komplikationen entwickelt [3].

Die Pathophysiologie des Urogenitalsystems verstehen

Die Menopause und das Altern gehen mit einem Rückgang der Sexualsteroidhormone einher, was zu physiologischen, biologischen und klinischen Veränderungen des vulvovaginalen Gewebes führt, die zur urogenitalen Atrophie, einem chronischen und progressiven Zustand, beitragen. Dies hat potenziell negative Auswirkungen auf die Qualität aller urogenitalen Gewebe, einschließlich der Vulva, Vagina, Blase und Harnröhre [4].

Die vulvovaginale Gesundheitsfürsorge ist seit jeher eng mit dem Verständnis und der Behandlung von hormonellen Störungen verbunden, die zu vulvovaginaler Atrophie (VVA)/Trockenheit und zu problematischeren Situationen wie sexuellen Funktionsstörungen, postkoitaler Blutung und wiederkehrenden Harnwegsinfektionen führen [5]. Die vorherrschende Verbindung zwischen dem vaginalen Mikrobiom, der Schleimhautimmunität und der urogenitalen Atrophie ist auf den Einfluss von Hormonen zurückzuführen [6]. Auch die vaginale Innervation wird stark durch das hormonelle Milieu beeinflusst, wobei sich veränderte Östrogenspiegel auf sympathische, parasympathische und sensorische Nerven auswirken [7]. Daher ist es plausibel, dass Symptome wie Hyperalgesie, Dyspareunie und vaginale Trockenheit zumindest teilweise auf eine erhöhte Dichte sensorische und sympathischer Afferenzen zurückzuführen sind, die durch abnehmende Östrogenspiegel verursacht werden [8]. Neben den Östrogenen tragen auch Androgene zur Genitalgesundheit der Frau bei, da sie die notwendigen Vorstufen für die Östrogenbiosynthese darstellen und sowohl mit zunehmendem Alter als auch nach der Menopause ein Hormonmangel auftritt [9, 10]. Dies rechtfertigt die Erweiterung der Kenntnisse über die Rolle der Hormone bei Fachärzten für weibliche Genitalchirurgie.

Die Wirkmechanismen der eingesetzten Therapien verstehen

Es ist wichtig zu wissen, wie ein Medikament, eine andere Substanz oder eine nichtpharmakologische Intervention im Körper wirkt. Der Wirkmechanismus eines Arzneimittels könnte beispielsweise darin bestehen, dass es ein bestimmtes Ziel in der Zelle verändert, z. B. ein Enzym oder eine Funktion wie die Zellproliferation. Die Kenntnis des Wirkmechanismus gibt Aufschluss über die Sicherheit des Medikaments und seine Auswirkungen auf den Körper. Darüber hinaus kann es helfen, die richtig Dosis des Medikaments zu bestimmen und die Patientinnen zu identifizieren, die am ehesten auf die Behandlung ansprechen.

Östrogene sind der Goldstandard in der Behandlung der urogenitalen Atrophie. Östrogene senken den vaginalen pH-Wert, steigern das subepitheliale Kapillarwachstum, verdicken das Epithel, erhöhen die Menge des vaginalen Sekrets und die transvaginale Potentialdifferenz, was eine Wiederherstellung der normalen aktiven Transportmechanismen im Vaginalepithel widerspiegelt [8]. Die Wirkungen von Östrogenen auf den unteren Harntrakt der Frau können durch eine Stimulation des Wachstums des Urethralepithels oder durch eine Verbesserung der Funktion des Urethralsphinkters oder des Beckenbodens vermittelt werden, wobei die beobachteten Wirkungen unterschiedlich sind [11].

Eine frühzeitige Behandlung der VVA-Symptome, wenn diese eher mäßig als schwerwiegend sind, kann mit einem größeren Nutzen der Behandlung verbunden sein [12]. Es ist jedoch möglich, dass die Wirkung topischer Östrogene auf das Vaginalepithel beschränkt ist, was zu einer Reifung der Basalzellen und einer Verdickung der Epithelschicht führt, ohne das vaginale Stroma oder die Vaskularisierung zu beeinflussen [13]. Da der therapeutische Effekt der lokalen vaginalen Östrogensupplementierung nach Behandlungsende nachlässt, werden derzeit Therapien entwickelt, die eine nachhaltigere Linderung der Symptome der urogenitalen Atrophie ermöglichen.

Zu den energiebasierten Instrumenten gehören fraktionierte Laser (Kohlendioxid-, Erbium:YAG- und Hybridtechnologien) und monopolare Radiofrequenzgeräte. Diese Geräte wirken durch Hitze auf die Vulva oder Vaginalschleimhaut mit dem Ziel, die Re-Epithelialisierung und Neovaskularisation zu fördern [14]. Der Wirkmechanismus besteht darin, Mikrotraumata zu verursachen, um Kollagenbildung, Angiogenese und Epithelverdickung zu induzieren mit dem Ziel, das Vaginalgewebe von einem atrophierten Zustand in einen verdickten, glykogenreichen und gut vaskularisierten Zustand zu überführen [15]. Es wird angenommen, dass die Hitzeschockproteine (HSPs) 43, 47 und 70 die Produktion neuer Kollagene und anderer Komponenten der extrazellulären Matrix aktivieren [16, 17]. Histologische Befunde zeigten eine Umkehr der Epithelatrophie und einen Kollagenumbau in der Vaginalwand. Die immunhistochemische Analyse zeigte eine Zunahme von Kollagen-Typ-III-Fasern [18]. Die Wirksamkeit und Sicherheit der Behandlung werden noch diskutiert [19, 20].

Biostimulation mit körpereigenen Wachstumsfaktoren, insbesondere aus Thrombozyten, bietet die Möglichkeit, über Signalstoffe, in diesem Fall aus der Gruppe der Zytokine, eine biologische Aktivierung der anabolen Funktionen der Fibroblasten zu bewirken [21]. Diese Aktivierung führt zu bemerkenswerten Zunahmen der Fibroblastenpopulationen in den behandelten Bereichen und zu einer Aktivierung ihres Anabolismus mit einer Überproduktion von Hyaluronsäure, retikulärem Kollagen und Elastin. Außerdem kommt es zu einer interessanten

Umwandlung bestimmter Fibroblasten in Myofibroblasten sowie zu Neoangioge-
nese und Neovaskularisation, was ein großes therapeutisches Potenzial birgt [22].

Derzeit ist ein neuer Ansatz im Kommen: Stammzelltherapie und regenerative
Medizin. Regenerative Medizin und regenerative Therapien sind neue Begriffe
und tatsächlich neue Disziplinen, die sich in Bezug auf Laborforschung und Fi-
nanzierung geradezu explosiv entwickeln. Die Kommerzialisierung ist rasch vor-
angeschritten, und es werden bereits Therapien für verschiedene klinische Anwen-
dungen angeboten [23]. ADSCs sind aufgrund ihrer einfachen Gewinnung, ihres
Proliferations- und Differenzierungspotenzials (in Fettgewebe) sowie ihrer sehr
günstigen immunologischen Eigenschaften von großem Forschungsinteresse für
die regenerative Medizin [24].

Chirurgische Ausbildung

Eine formale Ausbildung in chirurgischen Fertigkeiten verbessert die objektive
Kompetenz und das wahrgenommene Selbstvertrauen der Studierenden erheblich
[25]. Die regelmäßige und kontinuierliche Vermittlung grundlegender chirurgischer Fertigkeiten sollte betont werden, um das Interesse an der Chirurgie zu fördern und das Wissen zu verbessern.

Es wird weithin angenommen, dass die Kürzung der Unterrichtszeit und die
weit verbreitete Einführung von Kurzlehrmethoden zu einem Rückgang der anatomischen Kenntnisse bei den angehenden Ärzten geführt haben [26]. Dieser Wis-
sensrückgang zeigt sich darin, dass die Inhalte der Anatomie die Absolventen nicht
auf die heutige klinische Praxis vorbereiten. Die Auswirkungen auf die postgradu-
ale chirurgische Ausbildung werden in den zahlreichen außerschulischen Anato-
miekursen, die für Chirurgenkandidaten angeboten werden, thematisiert. Während
die Gender-Revolution und die ästhetische Intimchirurgie florieren, gibt es kein
zeitgenössisches Anatomie-Lehrbuch, das sich mit der Vielfalt der weiblichen Genitalien befasst und den Medizinstudenten eine realistische Vorstellung davon vermittelt, was in Bezug auf die weiblichen Genitalien normal ist.

Die Anatomie der Genitalien ist vielfältiger als bisher angenommen, und es gibt
Hinweise darauf, dass die inneren Schamlippen mit ihrer reichen Innervation eine
wichtige Rolle bei sexueller Erregung und Lust spielen. Die Aufklärung über die
große Bandbreite des normalen Erscheinungsbildes der Genitalien reicht in den
meisten Fällen aus, um die Sorge um das körperliche Selbstbild zu zerstreuen [27].

Die Intimchirurgie bei Frauen (plastische Genitalchirurgie oder vulvovaginale
kosmetische Chirurgie) ist ein schnell wachsendes Gebiet, und angesichts der
Komplexität und Raffinesse der neuen Technologien und Verfahren ist es unbestreitbar, dass eine zusätzliche Ausbildung erforderlich ist. Wie in anderen chirurgischen Disziplinen werden auch hier unterschiedliche Techniken und Instrumente
eingesetzt [28]. Über die Überlegenheit einer Methode oder Technik gegenüber
einer anderen werden die Chirurgen, der Markt und idealerweise evidenzbasierte
Ergebnisdaten entscheiden [28]. Zum gegenwärtigen Zeitpunkt können solche

Verfahren nicht unterstützt werden, wenn keine funktionelle und medizinische Indikation vorliegt, da keine validen klinischen oder wissenschaftlichen Beweise für die kurz- und langfristige Wirksamkeit und Sicherheit vorliegen [29]. Hinzu kommt, dass die Nachfrage nach chirurgischen Korrekturen nach „missglückten Schamlippenkorrekturen" zunimmt. Frauen, deren Erwartungen durch die erste Operation nicht erfüllt wurden, werden durch Online-Werbung gezielt für eine erneute Operation angesprochen, wobei ihre möglicherweise unveränderten Motive ausgenutzt werden [30].

Ein wichtiger Aspekt der Simulation in der chirurgischen Ausbildung ist die Wiedergabetreue oder „Realitätsnähe" des Lehrmodells [25]. Simulation ist eine effektive Methode zur Verbesserung der Ergebnisse, hat aber ihre Grenzen in Bezug auf Kosten und Zeit [31]. Es ist plausibel, dass realistischere Ausbildungsmodelle eine bessere Erfahrung bieten und die praktischen Fertigkeiten verbessern. In ausgewählten Einrichtungen haben die Auszubildenden zu Simulations- und Ausbildungszwecken häufig Zugang zu hochrealistischen Geweben (frischen Leichen). Es bleibt die Frage, ob naturgetreue Modelle wie Leichengewebe einen Vorteil für die chirurgische Ausbildung bieten und ob versucht werden sollte, diese Materialien für die Ausbildung zu nutzen, sobald sie zur Verfügung stehen.

Ausbildung in neuen Techniken und neuen Technologien

In der Schulung von Ausbildern ist die Einführung neuer regenerativer Techniken und neuer Technologien, die den meisten Fachleuten unbekannt sind, unerlässlich. Die Ausbildung muss den Lehrkräften nicht nur vermitteln, wie sie die technischen Geräte verstehen und einsetzen können, sondern sie vor allem dazu anregen, über die Auswirkungen auf das Lernen, den richtigen Einsatz, die Möglichkeiten und Grenzen der Technik nachzudenken.

Thrombozytenreiches Plasma (PRP) oder plättchenreiches Plasma wird aus einer Blutprobe einer Patientin gewonnen, die zum Zeitpunkt der Behandlung entnommen und durch ein Verfahren aufbereitet wird, das als differentielle Zentrifugation bekannt ist, bei dem die Beschleunigungskraft so eingestellt wird, dass bestimmte zelluläre Bestandteile aufgrund unterschiedlicher spezifischer Gewichte sedimentieren [22]. In einer Pilotstudie wurden 47 postmenopausale Frauen mit VVA einem Behandlungsprotokoll unterzogen, das zwei A-PRP-Injektionen im Abstand von einem Monat vorsah [32]. Das Ansprechen wurde anhand des Vaginal Health Index (VHI) und des Vulvovaginal Symptom Questionnaire (VSQ) zu Beginn und einen Monat nach der letzten Behandlung beurteilt. Nebenwirkungen wurden ebenfalls bewertet. Die Injektion von autologem plättchenreichem Plasma erwies sich als sichere und wirksame minimalinvasive Monotherapie für postmenopausale VVA ohne Brustkrebs in der Anamnese und somit für vulvovaginale Verjüngung [32]. Da es viele Möglichkeiten gibt, PRP aufzubereiten, ist es notwendig, die verschiedenen Anwendungstechniken zu kennen.

Die Begeisterung für das Potenzial von zellbasierten Therapien konzentriert sich oft auf klinische Bedürfnisse, für die die derzeit verfügbaren medizinischen und pharmakologischen Lösungen unzureichend oder unvollständig sind. Ein neuer regenerativer Ansatz basiert auf der Transplantation von Stammzellen aus dem Fettgewebe. Da sich jedoch alle Patientinnen einer Fettabsaugung unterziehen müssen, um die Stammzellen aus dem Fettgewebe zu isolieren, ist das Verfahren nach wie vor mit einem chirurgischen Eingriff verbunden, der erhebliche Auswirkungen auf das Gesundheitssystem und den Lebensstil der Patientin hat.

Die Photobiomodulationstherapie wurde als Alternative zur Behandlung von urogenitaler Atrophie und Stressharninkontinenz (SUI) vorgeschlagen [33]. Die Einführung energiebetriebener Geräte in diesem Funktionsbereich trägt auch zur Diskussion über die angemessene Integration gynäkologisch-ästhetischer Verfahren und die angemessene Ausbildung im Umgang mit diesen Geräten bei. Kliniker sollten die Unterschiede zwischen den verschiedenen Lasertypen sowie die Forschungsergebnisse und Belege für die Sicherheit und Wirksamkeit der einzelnen Laser kennen, einschließlich der spezifischen klinischen Indikation, des Zielgewebes (z. B. Haut, Tiermodell, Epithel) und der Energiestufen, die für die Behandlungsparameter verwendet werden. Die meisten Forschungsarbeiten wurden zu mikroablativen fraktionierten CO_2-Lasern (Wellenlänge 10.600 nm) und nichtablativen photothermischen Erbium:YAG-Lasern (Wellenlänge 2940 nm) veröffentlicht [34]. Es gibt jedoch mehr als 15 Laser-Unternehmen auf dem Markt, was zum Teil auf die weniger strengen Kriterien der Gesundheitsbehörden für neue Medizinprodukte zurückzuführen ist.

Die US-amerikanische Food and Drug Administration (FDA) gab im Juli 2018 eine Warnung vor nicht zugelassenen vaginalästhetischen Eingriffen im Zusammenhang mit Menopause, Harninkontinenz und Sexualfunktion heraus [35]. Dies gilt umso mehr, als eine der vorgeschlagenen Funktionen dieser Geräte darin besteht, die Fibrose zu stimulieren [36]. In jedem anderen Körpersystem kann die Stimulation von Fibrose zu Narbenbildung führen. Wir wissen nicht, ob dies bei diesen Geräten der Fall ist. Sollte dies der Fall sein, könnte ihre Anwendung zu einer Verschlechterung der Körperfunktion führen, insbesondere bei Dyspareunie. Wir benötigen eindeutig mehr Informationen.

Wohin geht Reise?

Im Gegensatz zu anderen wissenschaftlichen Disziplinen begann die Gyn-Ästhetik nicht in akademischen Zentren mit organisierten Programmen. Sie begann mit weitgehend autodidaktischer Ausbildung, manchmal durch Versuch und Irrtum und an Patientinnen, die wir während des Lernprozesses Risiken aussetzten. Wir haben sogar ein energiebasiertes Gerät als chirurgisches Werkzeug eingeführt, um diese Art von Eingriffen durchzuführen [37].

Im Bereich der weiblichen Intimchirurgie ist eine spezialisierte und engagierte Ausbildung erforderlich. Es wird jedoch immer noch diskutiert, inwieweit ein

Arzt in den verschiedenen medizinischen oder chirurgischen Techniken in diesem
Bereich „kompetent" sein muss. Zu den Optionen gehören selbstgesteuertes Lernen mit kontinuierlicher ärztlicher Fortbildung, eine kurze Mentorenzeit oder ein
strukturiertes Weiterbildungsprogramm (Facharzt, Spezialist oder Master). Wir
halten die letztgenannte Option für die beste.

Informationen kritisch hinterfragen lernen

Viele der Informationen, die in der medizinischen Literatur über Gyn-Ästhetik
zu finden sind, spiegeln den klinischen und wissenschaftlichen Fortschritt wider,
aber der größte Teil davon ist die Meinung von Experten. Wir müssen kritisch sein
und dürfen die Informationen nicht so interpretieren, dass sie uns eine bestimmte
Behandlungsmethode oder ein bestimmtes Verfahren vorschreiben, das wir befolgen müssen. Es wäre beunruhigend, wenn wir die von Experten geprüften Daten
aus klinischen Studien ignorieren und einfach den Forschungsbeiträgen glauben
würden, die in Fachzeitschriften für Grundlagenforschung oder in nicht gelisteten
Zeitschriften veröffentlicht wurden. Dies würde uns dazu verleiten, diese Ergebnisse sofort in der klinischen Praxis anzuwenden.

Es ist unbestreitbar, dass im heutigen Umfeld der ästhetischen Intimchirurgie
viele Behandlungen durchgeführt werden, obwohl es dafür keine von Fachleuten
überprüfte Evidenz oder klinische Studien gibt, die ihre Wirksamkeit belegen.
Viele Therapien werden in den sozialen Medien stark beworben und gefördert, und
nach einer gewissen Zeit wird die Therapie akzeptiert, ohne dass ein direkter Nutzen nachgewiesen wurde oder Daten über Komplikationen vorliegen [24].

Leider hat der Bereich der weiblichen Genitalästhetik eine schlechte Erfolgsbi-
lanz bei der Einführung von Therapien mit geringer Evidenzbasis. In einem funktionellen Bereich der Medizin, in dem es sehr schwierig sein kann, erfolgreiche
Ergebnisse zu erzielen, sind viele Behandlungen auf der Grundlage minimaler und
oberflächlicher Forschung in das Behandlungsspektrum aufgenommen worden.

Kommerzieller Druck hat oft Vorrang vor normalen Verfahren, bei denen die
Schlussfolgerungen von Peer-Review-Studien abgewartet werden sollten. In vielen
Fällen sind solche Studien überhaupt nicht verfügbar. Viele nichtchirurgische therapeutische Interventionen und Modalitäten werden ohne jegliche Form von Regulierung
oder Evidenz direkt auf den Markt gebracht und können Patientinnen kostenlos angeboten werden [24]. Mangelnde Forschung und Uneinheitlichkeit, auch in der Art der
Verabreichung, erschweren oft die Kausalitätsbestimmung von Komplikationen [24].

Kontroversen in der Ausbildung

Die Prinzipien der medizinischen Ethik fordern die Berücksichtigung von Autonomie, Nicht-Schädigung, Wohltun und Gerechtigkeit in der Behandlung von

Patienten [38]. Jede Maßnahme, die eher Schaden als Nutzen verursacht *(primum non nocere)*, ist unethisch.

Obwohl es unterschiedliche Auffassungen über die Angemessenheit gynäkologischer Eingriffe gibt, besteht Einigkeit darüber, dass bestimmte Verfahren nicht erprobt sind oder ein so hohes potenzielles Risiko ohne nachgewiesenen Nutzen aufweisen, dass sie überhaupt nicht durchgeführt werden sollten [28]. Auf der Liste der „No-Go"-Verfahren stehen unter anderem die Freilegung der Klitoris, die G-Punkt-Vergrößerung, die „Revirginisierung" in jeglicher Form, die Rekonturierung der Vulva mit Eigenfett und die sogenannten „O-Shot"-Injektionen von PRP zur Verbesserung des sexuellen Erlebens. Die Debatte ist jedoch noch nicht abgeschlossen, da einige der Meinung sind, dass es besser wäre, diese Eingriffe in die Lehrmeinung aufzunehmen, damit sie, wenn sie indiziert sind, mit der bestmöglichen Technik und Ausbildung durchgeführt werden.

Zertifizierungsprogramm

Traditionell war die Ausbildung ein exklusives Recht der offiziellen akademischen Institutionen. Unerwarteterweise hat sich die Entwicklung der gynäkologisch-ästhetischen Techniken, auch im Bereich der Forschung und Innovation, weitgehend im privaten Sektor und nicht im akademischen Bereich vollzogen. So unerwartet diese Entwicklung auch sein mag, hat sie doch deutliche Auswirkungen auf die Ausbildung zukünftiger Experten oder Spezialisten in diesem Funktionsbereich. Diese neue Wende in der Entwicklung der Genitalästhetik erfordert innovative Optionen, um den Ausbildungsverpflichtungen optimal gerecht zu werden.

Das Ziel eines guten Postgraduiertenkurses ist es, durch eine sorgfältige Auswahl theoretischer Themen und praktischer Übungen („hands-on", Krankenhaus und Patient) sicherzustellen, dass der Student in der Lage ist, die häufigsten Pathologien des weiblichen Genitaltraktes korrekt zu diagnostizieren und gleichzeitig den klinischen Schwierigkeitsgrad bei der Behandlung von Fällen, die in der täglichen Praxis auftreten, zu erkennen. In einem akademischen Umfeld würde die Zusammenarbeit von Spezialisten aus verschiedenen Bereichen, die sich mit der Ästhetik und der funktionellen Pathologie der weiblichen Genitalorgane befassen, diesen Postgraduierten eine umfassendere medizinische Weiterbildung bieten.

Zusammenfassung

Die Modalitäten der Ausbildung in Gyn-Ästhetik - Dauer der Ausbildung, Theorie-Lehrplan, Methoden zur Sicherung der Kompetenz und Zertifizierungsverfahren - unterscheiden sich stark von Land zu Land. Die Zusammensetzung dieser Kurse, die Anzahl der erforderlichen Stunden und die Kursinhalte können wir als Berufsstand nicht unbedingt gesetzlich regeln, aber unser Ziel ist es, eine Peer

Group dazu zu motivieren, sich auf akzeptable Pflegestandards und Ausbildungs-anforderungen zu einigen. Wir gehen davon aus, dass zu diesen Anforderungen insbesondere eine Ausbildung in Sexualmedizin gehören wird, die den auf ästhetische Genitalchirurgie spezialisierten Arzt in die Lage versetzt, die sexuelle Gesundheit seiner Patientinnen zu beurteilen und sexuelle Funktionsstörungen zu erkennen, die durch eine chirurgische Lösung verbessert werden können.

Die Zusammenarbeit von Spezialisten aus verschiedenen Bereichen, die sich mit der Ästhetik und der funktionellen Pathologie der weiblichen Genitalien befassen, in einem akademischen Umfeld würde diesen Postgraduiertenkursen eine größere Fülle an kontinuierlicher medizinischer Weiterbildung bieten.

Das Ziel eines guten Postgraduiertenkurses ist es, durch eine sorgfältige Auswahl theoretischer Themen und praktischer Übungen („hands-on", Krankenhaus und Patientin) den Studenten zu befähigen, die häufigsten Pathologien des weiblichen Genitaltraktes korrekt zu diagnostizieren und gleichzeitig den klinischen Schwierigkeitsgrad bei der Behandlung von Fällen zu erkennen, die in der täglichen Praxis auftreten, und ihn in die Lage zu versetzen, nicht allzu komplexe oder fortgeschrittene Fälle zu behandeln, ihm jedoch Kenntnisse zu vermitteln, die es ihm ermöglichen, einen angemessenen therapeutischen Ansatz durch andere Experten oder Spezialisten zu identifizieren und in die Wege zu leiten.

Um kosmetische Eingriffe im Genitalbereich durchführen zu können, müssen Chirurgen über eine angemessene Ausbildung und Erfahrung verfügen und klinisch kompetent sein [39, 40]. Von Ärzten, die solche Eingriffe durchführen, wird erwartet, dass sie mit dem Erscheinungsbild und der Funktion vertraut sind und Komplikationen beherrschen.

Es müssen erhebliche Anstrengungen unternommen werden, um diese Ausbildung zu standardisieren, auch in den schwierigen Zeiten, in denen wir diese Pandemie erleben [41]. Diese Harmonisierungsbemühungen sollten auf der Entwicklung eines detaillierten Programms basieren, das den Umfang der Ausbildung in diesem funktionalen Bereich beschreibt [41]. Dies spiegelt sich in unserem Spezialisierungskurs/Postgraduiertenkurs in ästhetischer und funktioneller Gynäkologie und ästhetischer Genitalchirurgie bei Frauen wider, den wir gemeinsam mit der Universität Barcelona entwickelt haben.

Literatur

1. Gaffney-Rhys R. Female genital cosmetic surgery: legitimate refinement or illegal mutilation? Eur J Health Law. 2021;28(3):244–62. https://doi.org/10.1163/15718093-BJA10046.
2. Pauls RN. We are the correct physicians to treat women requesting labiaplasty. Am J Obstet Gynecol. 2014;211(3):218–218.e1. https://doi.org/10.1016/j.ajog.2014.06.019.
3. Developed by the Joint Writing Group of the International Urogynecological Association and the American Urogynecologic Society. Joint report on terminology for cosmetic gynecology. Int Urogynecol J. 2022; https://doi.org/10.1007/s00192-021-05010-7.
4. Tan O, Bradshaw K, Carr BR. Management of vulvovaginal atrophy-related sexual dysfunction in postmenopausal women: an up-to-date review. Menopause. 2012;19(1):109–17. https://doi.org/10.1097/gme.0b013e31821f92df.

5. Iqbal S, Akkour K, Bano B, Hussain G, Elhelow MKKA, Al-Mutairi AM, Aljasim BSK. Awareness about vulvovaginal aesthetics procedures among medical students and health professionals in Saudi Arabia. Rev Bras Ginecol Obstet. 2021;43(3):178–84. https://doi.org/10.1055/s-0041-1725050.
6. Lillemon JN, Karstens L, Nardos R, Garg B, Boniface ER, Gregory WT. The impact of local estrogen on the urogenital microbiome in genitourinary syndrome of menopause: a randomized-controlled trial. Female Pelvic Med Reconstr Surg. 2022; https://doi.org/10.1097/SPV.0000000000001170.
7. Mónica Brauer M, Smith PG. Estrogen and female reproductive tract innervation: cellular and molecular mechanisms of autonomic neuroplasticity. Auton Neurosci. 2015;187:1–17. https://doi.org/10.1016/j.autneu.2014.11.009.
8. Sánchez-Borrego R, Manubens M, Navarro MC, Cancelo MJ, Beltrán E, Duran M, Orte T, Baquedano L, Palacios S, Mendoza N, Spanish Menopause Society. Position of the Spanish Menopause Society regarding vaginal health care in postmenopausal women. Maturitas. 2014;78(2):146–50. https://doi.org/10.1016/j.maturitas.2014.03.003.
9. Palacios S. Expression of androgen receptors in the structures of vulvovaginal tissue. Menopause. 2020;27(11):1336–42. https://doi.org/10.1097/GME.0000000000001587.
10. Simon JA, Goldstein I, Kim NN, Davis SR, Kellogg-Spadt S, Lowenstein L, Pinkerton JV, Stuenkel CA, Traish AM, Archer DF, Bachmann G, Goldstein AT, Nappi RE, Vignozzi L. The role of androgens in the treatment of genitourinary syndrome of menopause (GSM): International Society for the Study of Women's Sexual Health (ISSWSH) expert consensus panel review. Menopause. 2018;25(7):837–47. https://doi.org/10.1097/GME.0000000000001138.
11. Chen YY, Su TH, Lau HH. Estrogen for the prevention of recurrent urinary tract infections in postmenopausal women: a meta-analysis of randomized controlled trials. Int Urogynecol J. 2021;32(1):17–25. https://doi.org/10.1007/s00192-020-04397-z.
12. Palacios S, Panay N, Sánchez-Borrego R, Particco M, Djumaeva S. Earlier treatment of vulvovaginal atrophy in post-menopausal women may improve treatment outcomes. J Gynecol Womens Health. 2019;16(1):555928. https://doi.org/10.19080/JGWH.2019.16.555928.
13. Gaspar A, Brandi H, Gomez V, Luque D. Efficacy of Erbium:YAG laser treatment compared to topical estriol treatment for symptoms of genitourinary syndrome of menopause. Lasers Surg Med. 2017;49(2):160–8. https://doi.org/10.1002/lsm.22569.
14. Tadir Y, Gaspar A, Lev-Sagie A, Alexiades M, Alinsod R, Bader A, Calligaro A, Elias JA, Gambaciani M, Gaviria JE, Iglesia CB, Selih-Martinec K, Mwesigwa PL, Ogrinc UB, Salvatore S, Scollo P, Zerbinati N, Nelson JS. Light and energy based therapeutics for genitourinary syndrome of menopause: consensus and controversies. Lasers Surg Med. 2017;49(2):137–59. https://doi.org/10.1002/lsm.22637.
15. Salvatore S, Leone Roberti Maggiore U, Athanasiou S, Origoni M, Candiani M, Calligaro A, Zerbinati N. Histological study on the effects of microablative fractional CO_2 laser on atrophic vaginal tissue: an ex vivo study. Menopause. 2015;22(8):845–9. https://doi.org/10.1097/GME.0000000000000401.
16. Lukač M, Lozar A, Perhavec T, Bajd F. Variable heat shock response model for medical laser procedures. Lasers Med Sci. 2019;34(6):1147–58. https://doi.org/10.1007/s10103-018-02704-1.
17. Phillips C, Hillard T, Salvatore S, Toozs-Hobson P, Cardozo L. Lasers in gynaecology. Eur J Obstet Gynecol Reprod Biol. 2020;251:146–55. https://doi.org/10.1016/j.ejogrb.2020.03.034.
18. Bretas TLB, Issa MCA, Fialho SCAV, Villar EAG, Velarde LGC, Pérez-López FR. Vaginal collagen I and III changes after carbon dioxide laser application in postmenopausal women with the genitourinary syndrome: a pilot study. Climacteric. 2022;25(2):186–94. https://doi.org/10.1080/13697137.2021.1941850.

19. Filippini M, Porcari I, Ruffolo AF, Casiraghi A, Farinelli M, Uccella S, Franchi M, Candiani M, Salvatore S. CO_2-laser therapy and genitourinary syndrome of menopause: a systematic review and meta-analysis. J Sex Med. 2022;19(3):452–70. https://doi.org/10.1016/j.jsxm.2021.12.010.

20. Pérez-López FR, Varikasuvu SR. Vulvovaginal atrophy management with a laser: the placebo effect or the conditioning Pavlov reflex. Climacteric. 2022;25:323–6. https://doi.org/10.1080/13697137.2022.2050207.

21. Eppley BL, Pietrzak WS, Blanton M. Platelet-rich plasma: a review of biology and applications in plastic surgery. Plast Reconstr Surg. 2006;118(6):147e–59e. https://doi.org/10.1097/01.prs.0000239606.92676.cf.

22. Abu-Ghname A, Perdanasari AT, Davis MJ, Reece EM. Platelet-rich plasma: principles and applications in plastic surgery. Semin Plast Surg. 2019;33(3):155–61. https://doi.org/10.1055/s-0039-1693400.

23. Lane FL, Jacobs S. Stem cells in gynecology. Am J Obstet Gynecol. 2012;207(3):149–56. https://doi.org/10.1016/j.ajog.2012.01.045.

24. Goddard NV, Waterhouse N. Regenerative medicine, stem cell therapies, and platelet-rich plasma: where is the evidence? Aesthet Surg J. 2020;40(4):460–5. https://doi.org/10.1093/asj/sjz317.

25. Blau JA, Shammas RL, Anolik RA, Avashia YJ, Krucoff KB, Zenn MR. Does realism matter? A randomized controlled trial comparing models for medical student suture education. Plast Reconstr Surg Glob Open. 2020;8(4):e2738. https://doi.org/10.1097/GOX.0000000000002738.

26. Hayes JA, Temple-Smith MJ. New context, new content-rethinking genital anatomy in textbooks. Anat Sci Educ. 2022; https://doi.org/10.1002/ase.2173.

27. Kalampalikis A, Michala L. Cosmetic labiaplasty on minors: a review of current trends and evidence. Int J Impot Res. 2021:1–4. https://doi.org/10.1038/s41443-021-00480-1.

28. Halder GE, Iglesia CB, Rogers RG. Controversies in female genital cosmetic surgeries. Clin Obstet Gynecol. 2020;63(2):277–88. https://doi.org/10.1097/GRF.0000000000000519.

29. Shaw D, Allen L, Chan C, Kives S, Popadiuk C, Robertson D, Shapiro J. Guideline No. 423: Female genital cosmetic surgery and procedures. J Obstet Gynaecol Can. 2022;44(2):204–214.e1. https://doi.org/10.1016/j.jogc.2021.11.001.

30. Learner HI, Rundell C, Liao LM, Creighton SM. 'Botched labiaplasty': a content analysis of online advertising for revision labiaplasty. J Obstet Gynaecol. 2020;40(7):1000–5. https://doi.org/10.1080/01443615.2019.1679732.

31. Gosman A, Mann K, Reid CM, Vedder NB, Janis JE. Implementing assessment methods in plastic surgery. Plast Reconstr Surg. 2016;137(3):617e–23e. https://doi.org/10.1097/01.prs.0000479968.76438.27.

32. Saleh DM, Abdelghani R. Clinical evaluation of autologous platelet rich plasma injection in postmenopausal vulvovaginal atrophy: a pilot study. J Cosmet Dermatol. 2022; https://doi.org/10.1111/jocd.14873.

33. Lanzafame RJ, de la Torre S, Leibaschoff GH. The rationale for photobiomodulation therapy of vaginal tissue for treatment of genitourinary syndrome of menopause: an analysis of its mechanism of action, and current clinical outcomes. Photobiomodul Photomed Laser Surg. 2019;37(7):395–407. https://doi.org/10.1089/photob.2019.4618.

34. Arunkalaivanan A, Kaur H, Onuma O. Laser therapy as a treatment modality for genitourinary syndrome of menopause: a critical appraisal of evidence. Int Urogynecol J. 2017;28(5):681–5. https://doi.org/10.1007/s00192-017-3282-y.

35. FDA warns against use of energy-based devices to perform vaginal "rejuvenation" or vaginal cosmetic procedures: FDA safety communication. Date Issued: July 30, 2018.

36. Escribano JJ, González-Isaza P, Tserotas K, Athanasiou S, Zerbinati N, Leibaschoff G, Salvatore S, Sánchez-Borrego R. In response to the FDA warning about the use of photomedicine in gynecology. Lasers Med Sci. 2019;34(7):1509–11. https://doi.org/10.1007/s10103-019-02744-1.

37. González-Isaza P, Lotti T, França K, Sanchez-Borrego R, Tórtola JE, Lotti J, Wollina U, Tchernev G, Zerbinati N. Carbon dioxide with a new pulse profile and shape: a perfect tool to perform labiaplasty for functional and cosmetic purpose. Open Access Maced J Med Sci. 2018;6(1):25–7. https://doi.org/10.3889/oamjms.2018.043.
38. Barone M, Cogliandro A, Persichetti P. Ethics and plastic surgery/what is plastic surgery? Arch Plast Surg. 2017;44(1):90–2. https://doi.org/10.5999/aps.2017.44.1.90.
39. American College of Obstetricians and Gynecologists. The role of the obstetrician-gynecologist in cosmetic procedures. Statement of Policy. Washington, DC: ACOG; 2018.
40. American College of Obstetricians and Gynecologists. Elective female genital cosmetic surgery. ACOG Committee Opinion No. 795. American College of Obstetricians and Gynecologists. Obstet Gynecol. 2020;135(1):e36–42. https://doi.org/10.1097/AOG.0000000000003616.
41. Sánchez-Borrego R, García-Giménez JV, González-Isaza P, Escribano-Tórtola JJ, Sánchez-Prieto M, Leibaschoff GH, Alijotas-Reig J, on behalf of the board of the Specific Postgraduate Diploma 'Functional and Cosmetic Gynecology and Cosmetic Genital Surgery', University of Barcelona, Spain. Gyn-Aesthetic: the 'new normal' after COVID-19. Clin Obstet Gynecol Reprod Med. 2020;6:1–6. https://doi.org/10.15761/COGRM.1000309.

Kapitel 18
Ethisch-rechtliche Aspekte

David Vasquez Awad

Einführung

Im Februar 2019 wurde ich von meinem guten Freund und brillanten Studenten Pablo González eingeladen, einen Vortrag über „Ethik in der ästhetischen Intimchirurgie" zu halten. Das erste, was ich Pablo sagte, war, dass ich kein Spezialist für Ethik oder Bioethik bin. Die Tatsache, dass ich seit vielen Jahren unterrichte, Mitglied des Fakultätsrates einer angesehenen Universität und Vollmitglied der Nationalen Akademie für Medizin bin, hat mich vielleicht in engen Kontakt mit Aspekten der Bioethik gebracht. Aber was mich am meisten motivierte, ist die Tatsache, dass ich dieser medizinischen Praxis nicht nur skeptisch gegenüberstehe, sondern dass ich in den Jahren meiner privaten und institutionellen Praxis so viele gute und schlechte Ergebnisse gesehen habe, dass ich mich dafür entschied, die Herausforderung und die Einladung des geschätzten Kollegen anzunehmen und den Vortrag zu halten. Der vorliegende Text ist das Ergebnis dieser Konferenz.

Ich persönlich bin kein Gegner der ästhetischen Intimchirurgie. Ich halte sie für ein wertvolles Instrument, und wie bei jedem Ansatz hängt ihre korrekte Anwendung von den Indikationen, den Kontraindikationen und vor allem vom Verzicht auf Gewinnstreben ab, um den Frauen die beste Option zu bieten. Ich frage meine Kollegen immer: Würden Sie dasselbe vorschlagen, wenn es sich nicht um eine Privatpatientin, sondern um eine Kassenpatientin handelte? Hand aufs Herz! Die Antwort auf die Frage wird den Arzt zu der Entscheidung führen, was das Beste für die Patientin ist.

Dieses Kapitel soll Kollegen, die ästhetische Intimchirurgie praktizieren, eine praktische, schnelle und einfache Orientierung bieten, um das Richtige zu tun.

D. V. Awad (✉)
Obstetrics & Gynecology, Epidemiology, National Academy of Medicine,
Bogota DC, Kolumbien

193

Es erhebt nicht den Anspruch, eine Abhandlung über dieses Thema zu sein (ich wiederhole, ich bin kein Bioethiker). Als wir Medizin studierten, wollten wir uns darin üben, das Beste für unsere Patienten zu tun. Jetzt, da wir Ärzte sind, ist es unsere ethische Pflicht, dies in die Praxis umzusetzen.

Definition und Anmerkungen zur Geschichte

Ethik ist das *ethos,* das Prinzip, das Unbestreitbare, unabhängig von Person, Land, ethnischer Herkunft, sozialer Klasse, Beruf, Umgebung oder Umständen. Es ist ein Konzept, das sich von Moral und Recht unterscheidet. Moral bezieht sich mehr auf die Handlung in Bezug auf das soziokulturelle Umfeld, in dem sich das Individuum entwickelt. Zum Beispiel gilt es in westlichen Ländern in der Regel normal und moralisch unbedenklich, dass eine Frau im Bikini an den Strand geht. Im Gegensatz dazu gilt es in orthodoxen muslimischen Ländern als Angriff auf die Moral, aber nicht auf die Ethik, wenn eine Frau im Bikini an den Strand geht. Recht hat wiederum mit den rechtlichen Vorschriften zu tun. Eine Handlung kann legal, aber nicht ethisch oder moralisch richtig sein.

Ethik ist der Teil der Philosophie, der sich mit den Pflichten des Menschen gegenüber sich selbst, seiner Umwelt, seinen Mitmenschen und der Gegenwart und Zukunft des menschlichen Wohlergehens befasst.

Das Wort Ethik leitet sich vom griechischen „ethos" ab, was „Handlungsweise", „Erwerbsweise", „Sitte" und „Gewohnheit" bedeutet, und von der Endung „ico", was „relativ" bedeutet. Das Wort „Ethik" bezeichnet in erster Linie eine philosophische Disziplin, die die Grundlagen der Moral in ihrer umfassendsten und erhabensten Form untersucht.

Die zeitgenössische Ethik führt ihre Überlegungen auf drei verschiedenen Ebenen [1]:

- Metaethik, die sich mit dem Wesen, dem Ursprung und der Bedeutung der ethischen Grundüberzeugungen, also der Ethik selbst, beschäftigt.
- Normative Ethik, deren Studium sich auf die Suche nach und Interpretation von normativen Systemen konzentriert, die den Menschen zu einem bestmöglichen Leben führen sollen.
- Angewandte Ethik, die sich mit der Interpretation spezifischer ethischer Fälle und Kontroversen befasst, die in der Regel aus dem realen Leben stammen. Dies ist die Ethik, die in der Praxis und im Alltag auf das ärztliche Handeln angewandt wird und die uns dazu veranlasst hat, dieses Kapitel zu verfassen.

Ethik gibt es seit den Anfängen der Philosophie, insbesondere im klassischen Griechenland. Philosophen wie Platon (ca. 427–347 v. Chr.) und sein Schüler Aristoteles (384–322 v. Chr.) untersuchten menschliches Verhalten und die Regeln, die es bestimmen [1].

Solche Überlegungen finden sich in den platonischen Dialogen „Gorgias" und „Phaidon" ebenso wie in seiner Schrift „Der Staat" und auch in der berühmten

Nikomachischen Ethik des Aristoteles, der ersten Abhandlung über Ethik in der Geschichte [1].

In den folgenden Jahrhunderten, während des gesamten Mittelalters, setzte das Christentum seine moralischen Vorstellung praktisch in allen Bereichen und Wissensgebieten durch. Es definierte den Glauben als ultimatives Ziel der menschlichen Existenz und postulierte die Verhaltensvorschriften, wie sie in den Evangelien der Bibel zum Ausdruck kommen [1].

Die Aufgabe der Ethik bestand dann darin, die Heilige Schrift richtig zu interpretieren, um aus ihrer Wahrheit die christliche Lebensweise zu gestalten. Aus dieser Zeit stammen die Werke religiöser Denker wie Augustinus (354–430) und Thomas von Aquin (1224–1274) [1].

Das Zeitalter der Moderne und die humanistische Sichtweise haben mit dieser religiösen und antiken Tradition gebrochen. Es wurde notwendig, ein neues ethisches Modell zu entwickeln, das der Vernunft und der Stellung des Menschen als Mittelpunkt der Schöpfung in der Kultur gerecht wird [1].

Die großen Philosophen der Neuzeit wie René Descartes (1596–1650), Baruch Spinoza (1632–1677) und David Hume (1711–1776) befassten sich mit diesem komplexen Thema. Doch erst Immanuel Kant (1724–1804) leitete mit seiner Idee des kategorischen Imperativs die große ethische Revolution der Neuzeit ein.[1].

Der Begriff „Medizinethik" wurde Anfang des 19. Jahrhunderts von Thomas Percival geprägt, der 1803 ein Werk mit dem langen Titel veröffentlichte: *Medical Ethics or a code of institutions and precepts adapted to the profes- sional conduct of physicians and surgeons: (1) in hospital practice, (2) in private or general practice, (3) in relation to pharmacists, and (4) in cases where a knowledge of the law should be required* [2].

Percivals Arztmodell ist ein lebendiges Abbild des hippokratischen Arztes, wie er sich im Laufe der Zeit verändert hat. Die Betonung liegt auf der Figur des umsichtigen und gebildeten Arztes, des sanften Menschen und des wahren Gentleman. Die ärztliche Ethik wurde in dieser Zeit bürokratisiert und zum „ärztlichen Verhaltenskodex" [2].

Der Nürnberger Kodex, insbesondere sein Artikel 1 („Die freiwillige Zustimmung des menschlichen Subjekts ist unabdingbar") war einerseits der Ausgangspunkt für das allmähliche Entstehen anderer Arten von Ethikkodizes der Gesundheitsberufe und andererseits für die Veröffentlichung wichtiger juristischer und ethischer Dokumente auf nationaler und internationaler Ebene, die sich vorzugsweise auf den Schutz und die Förderung der Würde des Menschen und die Achtung ihrer Grundrechte stützen. In den letzten Jahrzehnten gingen medizinische Ethikkodizes Hand in Hand mit der Förderung und Verteidigung der Menschenrechte und können in chronologischer Reihenfolge aufgelistet werden [2]:

1. Internationale Kodizes

   Nürnberger Kodex 1947
   Internationaler Kodex der Medizinethik 1949–1983
   Genfer Erklärung 1948–1994
   Tokioter Erklärung 1975

Asturien-Konvention über Bioethik 1997

Tavistock-Grundsätze 1997

Kodex der ethischen Prinzipien und Verhaltensweisen 2001-PAHO/WHO

Internationaler Ethikkodex für Angehörige der Gesundheitsberufe 2002-ICOH/
CIST

Allgemeine Erklärung der ethischen Grundsätze für Psychologen 2008

2. Nationale Kodizes in Europa

Grundsätze der europäischen Medizinethik 1987

Kodex der medizinischen Ethik/Leitfaden der medizinischen Ethik 2011 – Spanien

Codice Deontologico Medico 2014 – Italien

Code de Déontologie Médicale 2012 – Frankreich

Ethikkodex der Fédération des Médecins Suisses – 2015

Ethikkodex der Ordem dos Medicos 2015 – Portugal

Code Déontologie Médicale 2013 – Luxemburg

Code de Déontologie Médicale 2014 – Belgien

3. Lateinamerika

Ethikkodex 2010 – Colegio Médico de México

Bioethikkodex für medizinisches Personal 2002 – Mexiko

Kodex für Ethik und medizinischen Deontologie 2013 – Colegio Médico de El
Salvador

Ethikkodex 2005 – Colegio Médico de Honduras

Ethikkodex 2009 – College of Physicians and Surgeons of Guatemala

Medizinischer Ethikkodex der Dominikanischen Ärztekammer 2005 – Dominikanische Republik

Medizinischer Ethikkodex 2009 – College of Physicians and Surgeons of the
Republic of Costa Rica

Entwurf zur Reform des medizinischen Ethikkodex 2010 – Kolumbien

Medizinischer Ethikkodex 1992 – Ecuadorianische Medizinische Föderation

Kodex der medizinischen Deontologie 2003 – Venezolanischer Ärzteverband

Kodex für Ethik und ärztliche Deontologie 2010 – Bolivianische Ärztekammer

Kodex für Ethik und Deontologie 2007 – Peruanische Ärztekammer

Medizinischer Ethikkodex 2010 – Brasilianischer Bundesrat der Medizin

Medizinischer Ethikkodex (Yagecero Doctors)

Ethikkodex 2014 – Medical College of Uruguay

Ethikkodex 2013 – Colegio Médico de Chile

Ethikkodex – Medical Confederation of Argentina

Ethikkodex für das Gesundheitsteam (zweite Ausgabe-2011) – Asociación Médica Argentina

4. Nationale Kodizes in Nordamerikanische

US-amerikanisches Gesundheitsministerium – Der Belmont-Bericht – 1979
Belmont-Bericht: Spanische Fassung (Observatorium für Bioethik und Recht – Barcelona)
Prinzipien der medizinischen Ethik (American Medical Association-AMA) – 2001
Ethikkodex der AMC 2004 – Kanada

5. Deontologische Kodizes der Krankenpflege

Deontologischer Kodex der spanischen Krankenpflege 1989
ICN Ethikkodex für die Pflege 2012

6. Pharmazeutische Ethikkodizes

Pharmazeutischer Ethikkodex 1999
Kodex für pharmazeutischen Ethik und Deontologie des pharmazeutischen Berufsstandes 2001

Teilgebiete der Ethik [3]

Ethik ist einer der vielen Zweige der Philosophie und studiert die Dinge nach ihren Ursachen im Universum. Diese Zweige können sein:

- Ethische Ziele
  Dieser Teilbereich untersucht den Ursprung und die Bedeutung ethischer Konzepte sowie metaphysische Fragen zur Moral, insbesondere ob moralische Werte unabhängig von menschlichen Werten existieren und ob sie relativ, konventionell oder absolut sind.
  Die Metaethik beantwortet nicht die Frage, was „gut" ist, sondern vielmehr, was der Mensch tut, wenn er von „gut" spricht, oder welche Merkmale eine moralische Sprache hat; einige Probleme der Metaethik sind das Problem von Sein und Sollen, das Problem des moralischen Schicksals und die Frage nach der Existenz oder Nichtexistenz des freien Willens.
- Normative Ethik
  Sie untersucht mögliche moralische Kriterien zur Bestimmung, wann eine Handlung richtig und wann sie falsch ist. Sie sucht nach allgemeinen Prinzipien, die normative Systeme rechtfertigen, und argumentiert, warum bestimmte Normen akzeptiert werden sollten. Innerhalb der normativen Ethik lassen sich drei Hauptpositionen unterscheiden:
  – Konsekutivismus: Der moralische Wert einer Handlung sollte ausschließlich danach beurteilt werden sollte, ob ihre Folgen günstig oder ungünstig sind. Verschiedene Versionen des Konsekutivismus unterscheiden sich jedoch in der Frage, welche Folgen als relevant für die Bestimmung der Moralität bzw. der Richtigkeit einer Handlung angesehen werden sollen.

- Deontologie: Die Deontologie vertritt die Auffassung, dass es Pflichten gibt, die erfüllt werden müssen, unabhängig von den positiven oder negativen Folgen, die sie haben können, und dass die Erfüllung dieser Pflichten moralisches Handeln bedeutet. Zum Beispiel ist es eine Pflicht, sich um unsere Kinder zu kümmern, und es ist moralisch falsch, dies nicht zu tun, selbst wenn es große wirtschaftliche Vorteile mit sich bringt.
- Tugendethik: Diese konzentriert sich darauf, wie wichtig es ist, gute Verhaltensgewohnheiten oder Tugenden zu entwickeln und schlechte Gewohnheiten oder Laster zu vermeiden.
• Angewandte Ethik
   Dies ist der Teil der Ethik, der sich mit der Untersuchung spezifischer kontroverser moralischer Fragen befasst. Themen der Angewandten Ethik sind z.B. Abtreibung, Sterbehilfe und Tierrechte. Einige dieser Fragen werden nach Gemeinsamkeiten gruppiert und in Teildisziplinen untersucht:
   - Bioethik
   - Berufsethik
   - Umweltethik
   - Militärethik
   - Wirtschaftsethik

Bioethik

Wissenschaftler und Philosophen wurden von den neuen Situationen überrascht, die durch die Eingriffe, Manipulationen und Produktionen der wissenschaftlichen Forschung entstanden sind. Um die Probleme zu lösen, mit denen die Menschen und die Gesellschaften konfrontiert sind, müssen neben der Philosophie auch die Theologie, die Ethik und die Juristerei herangezogen werden, um Lösungen für Konflikte zu finden, mit denen die Menschheit zuvor noch nie konfrontiert war [4].

   Die Bioethik ist der Zweig der Ethik, der Prinzipien aufstellt, um die am besten geeigneten Verhaltensweisen für gerechte und umsichtige Entscheidungen über menschliches und nichtmenschliches Leben, einschließlich der Umwelt, zu empfehlen [4]. Der Prinzipalismus geht davon aus, dass es im Bereich der biomedizinischen Ethik einige allgemeine Prinzipien gibt, die bei ethischen Konflikten in der Forschung oder in der klinischen Praxis beachtet werden sollten.

   Die Prinzipien der Bioethik sind [5]:

1. Das Interesse des Menschen hat Vorrang vor den bloßen Interessen der Gesellschaft und der Wissenschaft.
2. Medizinische Eingriffe müssen nach den Regeln und Pflichten des Berufsstandes erfolgen.
3. Kein Eingriff darf an einer Person ohne deren informierte Einwilligung durchgeführt werden.

4. Jeder Mensch hat das Recht, über seinen Gesundheitszustand informiert zu werden oder diese Informationen abzulehnen.
5. Das nationale Recht sollte besondere Bestimmungen zum Schutz von Personen mit Behinderungen (Minderjährige, nicht einwilligungsfähige Erwachsene und Menschen mit kognitiven Beeinträchtigungen) entwickeln.
6. Im Notfall darf ein Eingriff ohne die entsprechende Zustimmung durchgeführt werden.
7. Der menschliche Körper oder Teile davon dürfen nicht zur Erzielung von Gewinnen verwendet werden.
8. Für den Fall, dass gegen diese Grundsätze verstoßen wird, sind Sanktionen vorzusehen.

Plastische Chirurgie

Vaginale kosmetische Chirurgie lässt sich im Bereich der plastischen Chirurgie verorten und kann sein:

(a) rekonstruktiv/wiederherstellend
(b) ästhetisch/kosmetisch

In beiden Fällen sollten die Grundprinzipien der Bioethik (Prinzipien) beachtet werden, wenn der Arzt die Entscheidung trifft, einen bestimmten Eingriff zu empfehlen. Diese Prinzipien lauten, einfach und praktisch ausgedrückt, wie folgt:

1. Wohltun: für das Wohl derjenigen sorgen, die von der Intervention betroffen sind:
   Nutzt das Verfahren der Patientin wirklich oder nicht?
2. Nicht-Schädigung: *Primum non nocere.*
   Vorsicht ist eine Qualität, die Unfälle und Fehler vermeiden hilft und so die ethische Tugend erreicht, nicht zu schaden: *Bin ich geeignet oder nicht?*
3. Autonomie: Der Patient/die Patientin muss in der Lage sein, selbst zu entscheiden. *Zu diesem Zweck muss er/sie alle Informationen in einer ethischen einwandfreien Umgebung erhalten.*
4. Gerechtigkeit: Sie beschreibt vorzugsweise die Beziehungen zwischen sozialen Gruppen und betont die Gleichheit bei der Verteilung von Ressourcen und Gütern, die als gemeinsam angesehen werden: *Sollten diese Verfahren gerechterweise von der Gesellschaft oder vom Einzelnen bezahlt werden?*

Zusammenfassend:

- Nutzen:
  Dinge gut machen, um anderen Gutes zu tun.
- Das weniger Falsche:
  Im Falle eines Konflikts zwischen zwei Arten von Unrecht ist dasjenige zu wählen, das in Bezug auf Wirkung, Dauer und Ausmaß geringer ist.

- Informierte Einwilligung
  Respektierung der Entscheidungsfähigkeit, der Würde und der Rechte der Person. Zustimmung zu Interventionen.
- Gerechtigkeit:
  Jedem Patienten ein angemessenes Maß an Pflege zukommen lassen, um eine angemessene Gesundheitsversorgung zu gewährleisten.

Bioethik im Zusammenhang mit ästhetischen Eingriffen

Im Rahmen der Ethik ist eine ästhetische Handlung dann eine gute Handlung, wenn sie das angestrebte Ziel erreicht. Um sie als gut bezeichnen zu können, muss der Zweck genau definiert werden, der letztendlich nicht darin besteht, ein krankes Organ zu entfernen, zu reparieren oder zu ersetzen, sondern die Lebensqualität des Patienten zu verbessern [6].

Die wichtigsten - und aus ethischer Sicht sehr schwerwiegenden - Fehler, die in der Praxis der ästhetischen Chirurgie (einschließlich der Genitalchirurgie) gemacht werden, sind folgende [6]:

1. Mangelnde Professionalität und Werbemissbrauch
   Ärzte, die nicht für dieses Fachgebiet zertifiziert sind, werben mit „exzellenten Ergebnissen", ohne diese wissenschaftlich zu belegen, was viele Patientinnen dazu verleitet, sich beraten zu lassen und Eingriffe vornehmen zu lassen, die zu unerwünschten oder schlechten Ergebnissen führen. In den Schilderungen dieser Patientinnen, die im Nachgang einen qualifizierten Facharzt um Rat fragen, ist häufig von mangelnder Kommunikation im Vorfeld und fehlender Verantwortungsübernahme im Nachhinein die Rede. Dazu gehört auch der berüchtigte „Medizintourismus", der insbesondere in Spanien, den USA, Mittelamerika und der Karibik stark gefördert wird.
2. Fehlende wissenschaftliche Evidenz
   Anwendung von Verfahren, ohne alle Schritte der wissenschaftlichen Methode durchlaufen zu haben. Viele unerwünschte Wirkungen treten erst Monate oder Jahre nach dem Eingriff auf.
3. Falsche Erwartungen
   Es ist üblich, Behandlungen anzubieten, die einfach, schnell, mit hervorragenden Ergebnissen und ohne Komplikationen zu sein scheinen, „Express-Chirurgie", die vor allem für ausländische Patientinnen beworben wird, die zwangsläufig einige Tage später in ihr Land zurückkehren müssen und deren weiterer Verlauf mit seinen Komplikationen und Ergebnissen von einem anderen Arzt betreut werden muss. Diese ethischen Verstöße umfassen das Fehlen von Informationen über die verwendeten Produkte oder Technologien, Dosierungen, Vorsichtsmaßnahmen, Wechselwirkungen, Bescheinigungen über die „gute Praxis", Kontraindikationen, mögliche Komplikationen usw. In den meisten Fällen

sind diese ethischen Verstöße auf die Befürchtung zurückzuführen, die Patientin oder besser die „Kundin" zu verlieren.

4. Verleitung zu ästhetischen intimchirurgischen Eingriffen

Hierzu gehören folgende Aspekte:

- Gewinnerzielung durch das Angebot oder die Werbung mit den Erwartungen der Patientinnen
- Versprechen von Ergebnissen, die nicht mit dem Eingriff übereinstimmen
- Unangemessenes Wecken von Patientinnenerwartungen
- Förderung eines Bildes von „perfekter (genitaler) Schönheit"
- Förderung der falschen Vorstellung, dass Sexualität notwendigerweise mit einer bestimmten Art von „Schönheit" verbunden ist

Viele dieser Eingriffe sind unnötig. Das erlebe ich täglich in meiner Praxis. Es lohnt sich deshalb, einige Punkte zu klären, was in der Chirurgie oder in einem Verfahren „unnötig" bedeuten kann [7]:

- Unnötig bedeutet nicht immer, dass es nicht 100% nützlich ist.
- Es bedeutet auch nicht immer 100% schädlich.
- Unnötig bedeutet nicht immer 100 % nutzlos.
- Es impliziert nicht immer eine profitorientierte Absicht.
- In Ausnahmefällen ist es böswillig.
- Für manche Chirurgen unnötig, für andere nicht.
- Was heute unnötig ist, kann gestern und sogar morgen notwendig sein.
- Die Unnötigkeit einer bestimmten Art von Operation kann für eine Einrichtung zu 100 % gegeben sein, für eine andere jedoch nicht.
- Unnötig kann für eine Kultur 100 % und für eine andere 0 % bedeuten.
- Unnötig durch unzureichendes Handeln, durch Nicht-Handeln und durch Übertreiben.

Jugendliche sind eine besonders sensible Gruppe, und aus diesem Grund hat das *American College of Obstetricians and Gynecologists (ACOG)* im Jahr 2016 Empfehlungen herausgegeben [7]. Laut der *American Society for Aesthetic Plastic Surgery* stieg die Gesamtzahl der Labioplastiken in den USA im Jahr 2015 um 16 %. Die vier Hauptempfehlungen des ACOG lauten wie folgt [8]:

1. Ärzte sollten ausreichende Kenntnisse über die verfügbaren nichtchirurgischen Optionen und die Indikationen für eine chirurgische Behandlung haben.
2. Jugendliche sollten über die normalen Unterschiede in Anatomie, Wachstum und Entwicklung der Brust und der äußeren Genitalien aufgeklärt werden.
3. Vor der chirurgischen Untersuchung sollten die Patientinnen angemessen beraten werden, und ihre körperliche und emotionale Reife sollte beurteilt werden.
4. Ärzte sollten auf körperdysmorphe Störungen achten, die aufgrund von Unzufriedenheit zu wiederholten ästhetisch-chirurgischen Eingriffen veranlassen können, und die Patientinnen, bei denen der Verdacht auf eine solche Störung besteht, an entsprechende Fachpersonen verweisen.

Schlussfolgerung

Die ästhetische Intimchirurgie hat in den letzten Jahren einen Aufschwung erlebt und an Popularität gewonnen, vielleicht aufgrund der rasanten Entwicklung des Kults der körperlichen Schönheit, des in jüngster Zeit so stark gestiegenen Selbstwertgefühls, der Rolle, die die Sexualität (glücklicherweise) im Konzept der Lebensqualität eingenommen hat, des Aufkommens neuer Technologien und zweifellos auch aufgrund der Fähigkeiten, die sich die Angehörigen der Gesundheitsberufe angeeignet haben.

Das Wichtigste ist, dass Fachleute ausreichend ausgebildet sind, um die von ihnen angebotenen Verfahren durchzuführen, und dass sie sich in ihrem Handeln von den oben genannten ethischen Grundsätzen leiten lassen. *Primum non nocere,* das alte lateinische Gebot, ist nach wie vor gültig, und der Arzt muss sich vom übertriebenen Gewinnstreben und der Aggressivität der Geräte- und Zubehörindustrie befreien, um eine qualitativ hochwertige und ethisch vertretbare Medizin zu praktizieren.

Literatur

1. https://concepto.de/etica/#ixzz6WEur7BAo
2. BIOETHICS from ASTURIAS (Blog). Resources and utilities (Tino Quintana).
3. Gaibor JSQ, Macas JLP. Evolución histórica de la ética hasta nuestros días, Revista Caribeña de Ciencias Sociales; September 2018.
4. Hottois G. What is Bioethics? Libraire Philosophique J. VRIN. 6, Place de la Sorbonne. 2017. U. The Forest.
5. Cf. C. DE SOLA LLERA. Zur Struktur der ‚Konvention zum Schutz der Menschenwürde und der Menschenrechte im Hinblick auf die Anwendung von Biologie und Medizin: Bioethik-Konvention' des Europarates. Jahrbuch für Wissenschaft und Ethik. 1996;1:190.
6. Jaime A, Armando OP. Some ethical reflections on plastic surgery. Rev Med Clin Condes. 2010;21(1):135–8.
7. Torres VF. Ethics and surgery. Seminar: the current practice of medicine. Mexico, DF: Division of Postgraduate Studies and Research, Faculty of Medicine UNAM.
8. Committee Opinion No. 662. Obstet Gynecol. 2016;127(5):e138–40. https://doi.org/10.1097/AOG.0000000000001441.

Anhang

Informierte Einwilligung

Informierte Einwilligung für medizinische Eingriffe

Ästhetische Gynäkologie

Name _____ ID-
Nummer _____.

    Der folgende Eingriff wird von ------------------------ durchgeführt.

_____ Labioplastik/Labienreduktion (Labia minora und/oder Labia majora)

_____ Reduktion der Klitorisvorhaut

_____ Behandlung anatomischer Varianten (akzessorische Falten in der Klitoris-vorhaut) und des Perineums

_____ Injektion von Füllmaterialien in die Labia majora oder Vagina (Hyal-uronsäure, vernetztes/unvernetztes plättchenreiches Plasma und/oder Wachstums-faktoren) zu ästhetischen und/oder funktionellen Zwecken

    Bitte lesen Sie die folgenden Informationen sorgfältig durch.

    Ich habe verstanden:

1. Zu den Risiken einer Operation können gehören: verlängerte oder unvoll-ständige Heilung, Öffnung der Operationswunde, Unregelmäßigkeiten, ab-norme Narben oder Asymmetrie der Schamlippengröße nach der Operation, Infektionen, schmerzhafter Geschlechtsverkehr, verlängerte Blutung und an-dere seltene Ereignisse.

2. Das Operationsgebiet ist geschwollen, asymmetrisch und kann sich verfärben. In den ersten Wochen nach der Operation kann es 3 bis 4 Wochen dauern, bis eine ausreichende Genesung eingetreten ist, und 3 bis 4 Monate, bis das end-gültige ästhetische und/oder funktionelle Ergebnis erreicht ist.

P. Gonzales-Isaza und R. Sánchez-Borrego (Hrsg.), *Labioplastik – Topographie und Varianten,* https://doi.org/10.1007/978-3-031-70021-7

3. Manchmal ist ein **zweiter chirurgischer Eingriff oder eine Revision** erforderlich, um die Größe der Schamlippen gemäß der ästhetischen Konformität und Funktionalität zu reduzieren. In den meisten Fällen verursacht diese Revision keine Kosten in Form von ärztlichen Honoraren, es können jedoch minimale Betriebskosten für Material, Anästhesie usw. anfallen.

4. Ich verpflichte mich, meine körperlichen und sexuellen Aktivitäten so lange einzuschränken, wie es die chirurgischen Bedingungen erfordern.

5. Ich nehme zur Kenntnis, dass ------------- sein ganzes Wissen und seine Erfahrung einsetzen wird, um Ästhetik, Funktionalität und Gesundheit in Einklang zu bringen, dass er aber zu keinem Zeitpunkt perfekte und nicht mit den realen Gegebenheiten vereinbare Ergebnisse garantieren kann.

6. Raucherinnen haben ein höheres Risiko für schlechte postoperative Ergebnisse und Wundheilungsstörungen sowie für Infektionen und Blutungen. **Wenn Sie Raucherin sind, empfehlen wir Ihnen, 2–4 Wochen vor dem chirurgischen Eingriff mit dem Rauchen aufzuhören,** auch wenn dies keine Garantie für die Vermeidung der oben genannten potenziellen Komplikationen darstellt.

7. Hiermit bestätige ich, dass ich --- rechtzeitig über meine Krankengeschichte und meinen medizinischen Hintergrund informiert habe. Ich bin mir bewusst, dass das Verschweigen von Informationen zu Komplikationen und Risiken während des chirurgischen Eingriffs führen kann.

8. In meinen eigenen Worten möchte ich mit meinem chirurgischen Eingriff durch ----------------------------- Folgendes erreichen: _____
    _____
    _____

9. Hiermit bestätige ich, dass ich ein Beratungsgespräch mit --------------------- -------------------------------- geführt habe und dass ich über alle Aspekte der Operation aufgeklärt wurde.

10. Ich verstehe den Eingriff, seine Risiken, Komplikationen und den Genesungsprozess. Ich verpflichte mich, alle Anweisungen von ----------------------------- --------------------- und seinem Team sorgfältig zu befolgen und alle Ereignisse während des Heilungsverlaufs zu melden.

11. Ich versichere, dass ich ausreichende Informationen erhalten habe, um die Entscheidung treffen zu können, mich dem chirurgischen Eingriff zu unterziehen. Alle meine Fragen wurden beantwortet.

12. Darüber hinaus ermächtige ich --------------------------------------- zur Anfertigung von Foto-, Grafik- und Videoaufnahmen für medizinische Zwecke und erhalte auf Wunsch eine Kopie dieses Materials.

13. Ich ermächtige ---------------------------------------, Foto- und Videomaterial im Zusammenhang mit meinem chirurgischen Eingriff für rein akademische und wissenschaftliche Forschungszwecke zu verwenden, wobei meine Identität und meine Privatsphäre jederzeit gewahrt bleiben.

Unterschrift
Patientin   Datum

_____   _____

Assistentin   Datum

_____   _____

Arzt ------------------------------------ Datum

Was denken unsere Studierenden über das Konzept der topographischen Labioplastik?

- **Student 1:**
  Es handelt sich um einen umfassenden Ansatz, der alle Elemente zu berücksichtigt, um ein harmonisches und funktionelles Ergebnis zu erzielen.
- **Student 2:**
  Es ist eine Art, die gleiche Sprache zu sprechen; es ist eine perfekte Darstellung der Ergebnisse, eine großartige Idee, um eine perfekte Ästhetik zu erreichen.
- **Student 3:**
  Es ist eine ausgezeichnete Möglichkeit, die Vulva als Ganzes zu betrachten, nicht nur die kleinen und großen Schamlippen sehen, mit den anatomischen Variationen und der Klitorisvorhaut; der beste Weg, um ein ästhetisches und funktionelles Ergebnis zu erzielen.
- **Student 4:**
  Die topographische Labioplastik bietet einen funktionellen und praktischen Ansatz zur ästhetische Vulvaplastik und ist daher der Ansatz, der von nun an in Betracht gezogen werden sollte.
- **Student 5:**
  Die topographische Labioplastik klassifiziert die Defekte nach Ebenen und ist der beste Leitfaden für den ästhetisch-gynäkologischen Chirurgen, um seine Gedanken zu ordnen und die Operation zu planen, die jeden Teil der äußeren Genitalien betrifft.
- **Student 6:**
  Dieses Konzept definiert die tatsächliche Anatomie eines durchzuführenden Verfahrens, eine Technik, die bei der Prognose hilft, um zu beurteilen, wie ein adäquater Eingriff für jede Patientin angesichts aller Variablen vor und nach der Operation durchgeführt werden kann.
- **Student 7:**
  Die topographische Labioplastik ist ein Konzept, das eine umfassende Perspektive bietet und die anatomischen Grenzen der äußeren weiblichen Genitalien aufzeigt, um einen chirurgischen Eingriff unter Anleitung durchzuführen und ein reproduzierbares ästhetisches Ergebnis zu erzielen.

Topographische Labioplastie - Bilderkompendium

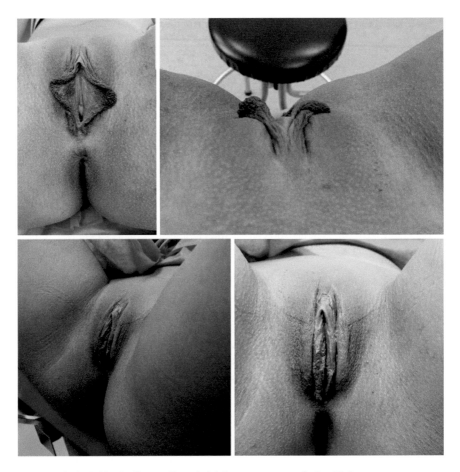

Topographische Labioplastik unter Berücksichtigung von anatomischen Varianten

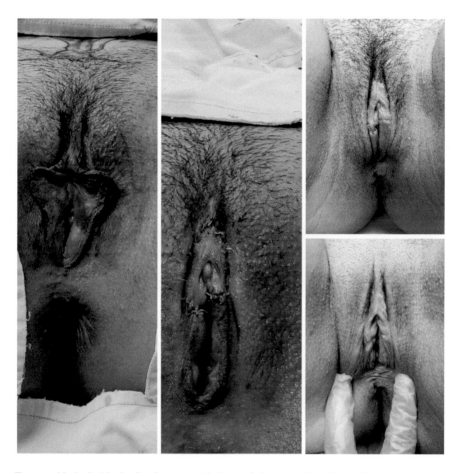

Topographische Labioplastik mit asymmetrischer und aberranter Insertion des Frenulums

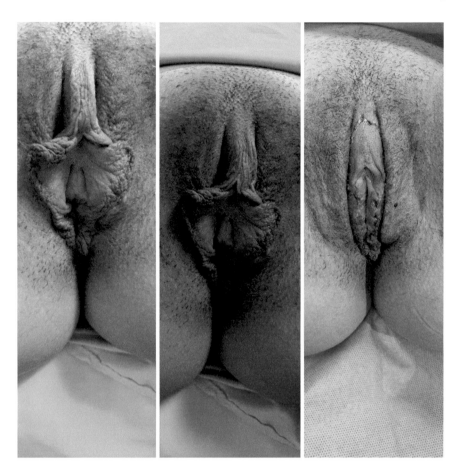

Topographische Labioplastik bei mehreren anatomischen Varianten

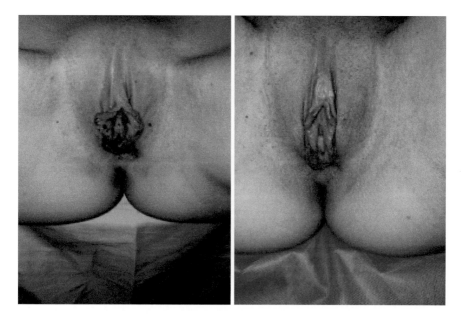

Topographische Labioplastik mit anatomischer Variante der Klitorisvorhaut

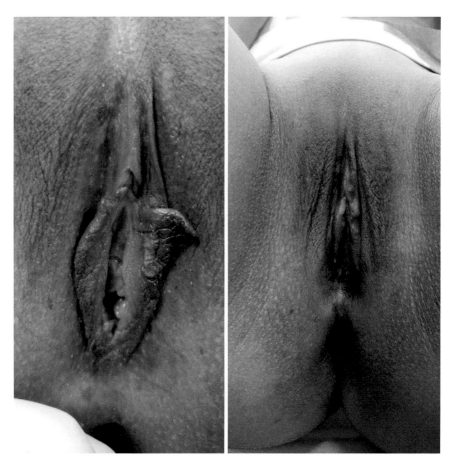

Topographische Labioplastik bei Asymmetrie und anatomischer Variante links in der Horizontalen (Duplikation)

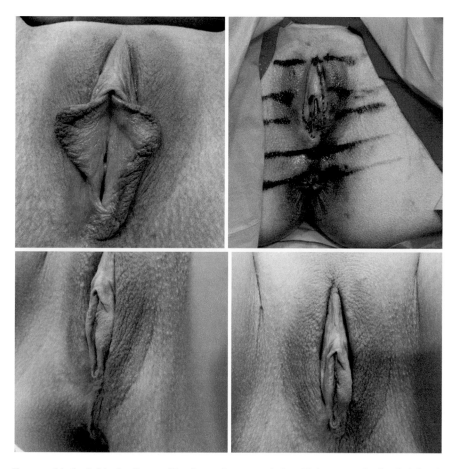

Topographische Labioplastik unter Beachtung der anatomischen Varianten, optimales funktionelles und ästhetisches Ergebnis

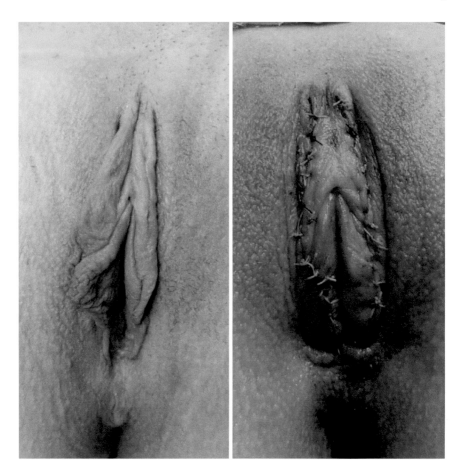

Topographische Labioplastik bei mehreren anatomischen Varianten

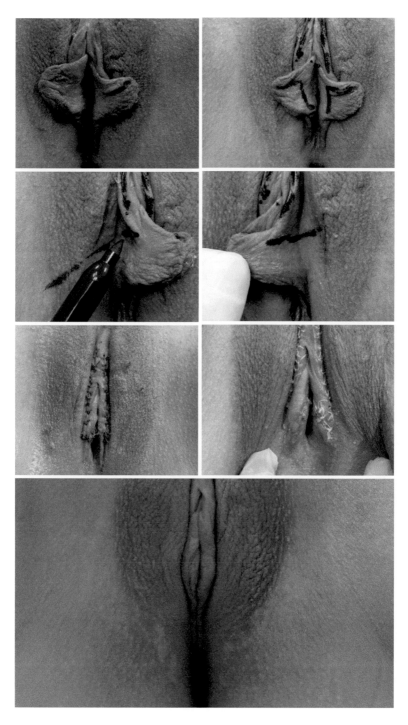

Topographische Labioplastik bei mehrere anatomische Varianten. Wichtig ist die präzise Markierung der relevanten anatomischen Strukturen

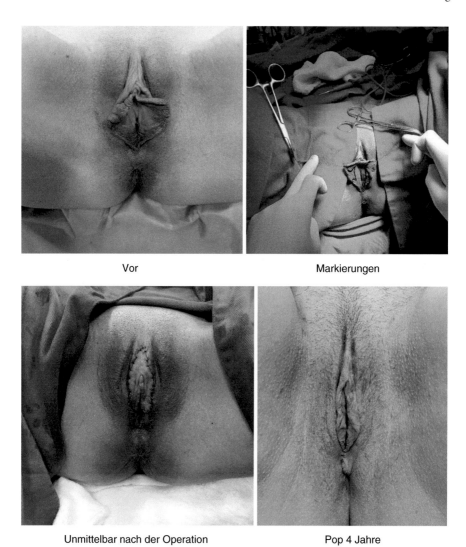

Vor   Markierungen

Unmittelbar nach der Operation   Pop 4 Jahre

Labioplastie, individuelle Flask-Technik, durchgeführt von Dr. Pablo Gonzalez Isaza

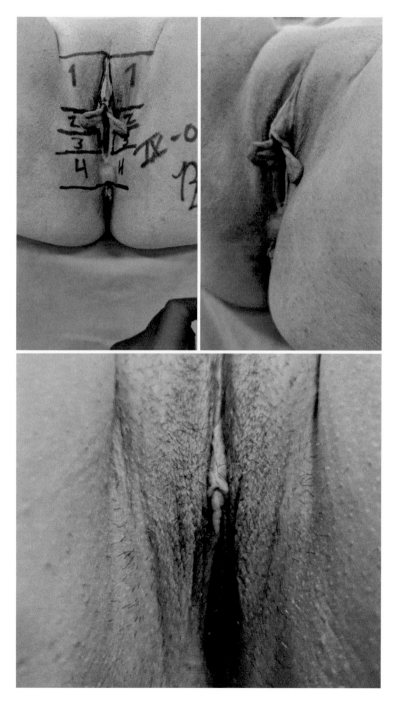

Topographische Labioplastik + Klitoropexie, Ergebnis nach 3 Monaten

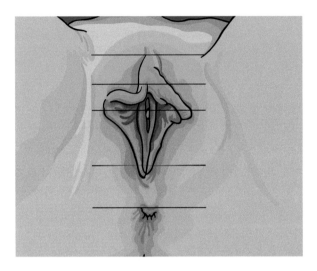

Grafische Darstellung des Konzepts der topographischen Labioplastik